Le régime SANS régime

Pr Ben Fletcher
Dr Karen Pine
Dr Danny Penman

Le régime SANS régime

Ouvrage traduit
par Caroline Chaminadour

Albin Michel

Les auteurs

Le Pr Ben Fletcher dirige le département
de psychologie de l'université du Hertfordshire, en Angleterre.

Le Dr Danny Penman, biochimiste, a travaillé
pour l'*Independant* et la BBC, et collabore actuellement
au *Daily Mail*.

Le Dr Karen Pine est chercheur en psychologie à l'université
du Hertfordshire. Auparavant, elle a travaillé pendant
dix ans dans la publicité et le marketing.

Ouvrage publié sous la direction de Laure Paoli

Sommaire

Avant-propos

Par Lorna Houldsworth, cobaye du *Régime sans régime* dans l'émission *Richard & Judy* (talk-show très populaire en Grande-Bretagne, présenté par Richard Madeley et Judy Finnigan sur Channel 4).

Quand j'ai accepté d'être le cobaye du *Régime sans régime* dans l'émission de Richard et Judy, je ne mesurais pas à quel point ma vie allait changer et changer en mieux ! Au bout de cinq semaines, j'avais perdu 4 kg sans me priver et sans m'astreindre à des exercices physiques fastidieux, et je me sentais profondément heureuse et épanouie. J'ai perdu du poids en modifiant simplement ma routine quotidienne et en cassant toute une collection de mauvaises habitudes dont j'ignorais même la présence dans ma vie ! Avant de démarrer le programme, je prenais kilo sur kilo, j'avais atteint des proportions qui me faisaient peur, j'étais très malheureuse et ma vie était terriblement ennuyeuse. J'étais grosse et, quoi que je fasse, je n'arrivais pas à maigrir et à conserver le bénéfice des régimes que je faisais. Ma déprime s'accentuait de jour en jour, ce qui augmentait ma culpabilité car j'avais tout ce que la vie peut offrir : un mari merveilleux, une fille fantastique et une très jolie maison. Malgré tout, je n'étais pas heureuse, je commençais même à me détester. Au plus profond de moi, je savais que j'étais capable de prendre ma vie en main et de perdre du poids ; pourtant tout ce que je démarrais dans ce sens échouait ! La seule chose que je réussissais, c'était grossir !

Pendant des années, j'ai essayé de nombreux régimes mais aucun n'a marché. Chacun d'eux me promettait une perte de poids importante en un temps record, mais ils ont tous, je dis bien tous, échoué. Le *Régime sans régime* est le premier programme amincissant qui m'a permis de maigrir durablement.

Je me rends compte aujourd'hui que la plupart des personnes en surpoids sont dans une impasse. Elles sont ligotées dans un réseau de mauvaises habitudes qui les emprisonnent. Le plus souvent, elles ignorent l'existence même de ces habitudes tellement celles-ci dirigent leur façon de penser et de se comporter. Tant que l'on ne rompt pas avec elles, la perte de poids reste une chimère.

Le *Régime sans régime* permet de casser ces mauvaises habitudes sans effort.

En effet, une fois que j'ai commencé à m'en libérer, mon appétit s'est naturellement calmé. Je n'ai pas suivi de régime alimentaire, je ne me suis pas privée volontairement, je n'ai suivi aucun programme sportif. C'est ce que j'ai le plus aimé dans le *Régime sans régime* : pouvoir manger ce que je voulais sans me sentir coupable et sans me priver.

Rien n'est interdit !

En plus de m'offrir un corps mince, le *Régime sans régime* m'a fait un cadeau inestimable : j'ai à nouveau aimé la vie. J'étais « une grosse mollassonne », mais maintenant que j'ai maigri, je me suis mise à la marche, au ski et au vélo. Je fais du bénévolat et je vais participer à une marche de 60 km en faveur de la lutte contre le cancer du sein. J'ai beaucoup de plaisir à participer à toutes ces activités. Je me sens utile aux autres et mieux dans ma peau. Chaque jour qui se lève me rend heureuse et plus positive vis-à-vis de la vie.

En dehors de maigrir, c'est le cadeau que m'a fait le *Régime sans régime* !

Pour être honnête, je dois avouer qu'au début je n'y croyais pas ! J'ai beaucoup de respect pour les scientifiques mais je n'y peux rien, je ne croyais pas leurs promesses. J'ai accepté de jouer le

jeu en participant à l'émission *Richard & Judy*. Je préfère ne pas penser à ce que ma vie serait aujourd'hui si je n'avais pas tenté l'aventure !
Alors, qu'est-ce que le *Régime sans régime* m'a vraiment apporté ?
- J'ai perdu du poids rapidement et sans effort.
- J'ai mangé ce que je voulais sans me priver et sans me sentir coupable.
- Mon appétit a peu à peu décliné et s'est régulé tout naturellement. Je mange aujourd'hui ce dont mon corps a besoin.
- Je consacre plus de temps à ma famille et je profite de la vie.
- Je marche, je fais du vélo et du ski, pas parce que c'est prescrit par un régime quelconque, mais parce que j'en ai envie.
- J'ai une attitude positive, je me dis que « je peux » et je profite désormais des opportunités qui se présentent à moi.
- Je suis plus heureuse et beaucoup plus épanouie qu'avant !

Croyez-moi, faites confiance aux auteurs de ce livre. Ils ont découvert le secret de la perte de poids et cela marche !
Cela a marché pour moi, cela marchera pour vous !

Lorna Houldsworth

CHAPITRE I

Êtes-vous prêt à maigrir une fois pour toutes ?

> « Au départ, les habitudes sont légères comme des toiles d'araignée, mais avec le temps, elles deviennent aussi lourdes que des chaînes. »
>
> PROVERBE ESPAGNOL

Éteignez votre télé, faites rire vos amis et chantez dans votre bain, vous maigrirez !
Perdre du poids c'est aussi simple que cela et c'est ce que vous allez apprendre en lisant ce livre. Désormais, vous pourrez manger ce que vous aimez, quand vous en aurez envie, tout en perdant environ 1 kg par semaine.
Cela paraît impossible mais c'est la vérité. Après de nombreuses années de recherches scientifiques, nous avons découvert comment maigrir simplement, sainement et durablement.

> « J'ai presque fini le programme et je suis très heureuse de vous annoncer que j'ai perdu 3,5 kg en trois semaines et demie ! »
>
> Christa Wolf, Allemagne

Le secret du *Régime sans régime* c'est de vous faire abandonner les anciennes habitudes qui vous faisaient grossir. Nous avons en effet constaté que les personnes en surpoids ont certaines habitudes en commun qui, bizarrement, ne sont pas d'ordre alimentaire.

Changez ces habitudes et vous perdrez du poids. Quand le processus est engagé, il est quasiment impossible de ne pas maigrir. Ce que nous avons découvert à travers de nombreux cas est si puissant et si profond que cela va bien au-delà d'un simple régime.

Les régimes que nous connaissons tous vous affament durant deux mois pour vous faire perdre ce que vous avez pris durant les dix autres de l'année et vous laissent carencé, déprimé et désabusé. Le *Régime sans régime* ne joue ni avec votre santé, ni avec votre poids, ni avec votre moral : c'est en cela qu'il est différent des régimes que vous connaissez. Si vous suivez notre programme, vous maigrirez jusqu'à ce que vous atteigniez votre silhouette idéale, puis vous vous maintiendrez à ce poids aussi longtemps que vous le voudrez.

Vous allez renoncer aux potions, pilules et autres poudres de perlimpinpin, et surtout, dire adieu aux privations !

Répétons-le, dans notre programme, il n'y a pas de régime à suivre, il vous suffit de profiter de la vie et de perdre du poids.

Avec le *Régime sans régime* :

- Vous perdrez environ 1 kg par semaine.
- Vous ne compterez plus ni calories, ni lipides, ni glucides, etc.
- Vous serez en pleine forme, plus heureux et plus attirant.
- Votre perte de poids sera durable.

Le mythe des régimes

> « Les kilos que je perds quand je fais un régime, je les reprends aussitôt que j'arrête mon régime. Je suis très malheureuse de me sentir grosse. »
>
> Paula

Avant de vous expliquer le fonctionnement du *Régime sans régime*, il faut d'abord vous faire comprendre pourquoi les régimes – tous sans exception – fonctionnent sur la contrainte et la privation, entraînent des carences et ont une influence sur le moral. Nous verrons ensuite comment quelques petits changements dans votre vie de tous les jours provoqueront des bouleversements dans votre poids. Vous verrez qu'en modifiant légèrement la routine quotidienne, vous perdrez plusieurs tailles de vêtement. Plus mince, vous vous sentirez mieux et serez plus attirant. Le succès vous rendra plus heureux et vous profiterez vraiment de la vie.
Tous les régimes qui sont proposés aujourd'hui portent en eux le germe de l'échec. Tout simplement parce qu'il est impossible de passer sa vie à se priver. Les privations peuvent être supportées durant quelques semaines voire quelques mois, mais pas toute une vie ! Depuis des millions d'années, les hommes doivent, pour survivre, chercher et consommer leur nourriture quotidienne. Cette donnée biologique fondamentale ne peut pas plus être contrée que le besoin de respirer ou d'avoir une activité sexuelle. Après de nombreuses privations, manger à nouveau sans restriction est, biologiquement, inévitable. Lorsque vous êtes au régime, vous souffrez en permanence pour diverses raisons :

- **Vous avez tout le temps faim**

Avec le *Régime sans régime*, vos fringales vont laisser place aux besoins naturels du corps, qui demande ce dont il a vraiment besoin sur les plans énergétique et nutritionnel.

- **Dans la plupart des régimes, il faut calculer les calories ou renoncer aux féculents, aux matières grasses, aux protéines ou au sucre**

Dans le *Régime sans régime*, aucun calcul n'est nécessaire à propos des féculents, des calories, des lipides ou des glucides.

- **Les régimes avec restriction de tel ou tel aliment créent de mauvaises habitudes vis-à-vis de la nourriture**

Notre programme ignore ce genre d'exigence. Quand vous aurez envie d'une barre de chocolat, vous pourrez la savourer sans culpabiliser.

- **Avec la plupart des régimes, votre poids varie sans cesse**

Tout le monde sait qu'il existe une industrie du régime dont le but n'est pas de vous faire maigrir, mais au contraire de vous faire essayer telle ou telle méthode plus révolutionnaire que la précédente. Cela ne marche jamais, ce qui n'est pas étonnant car c'est justement l'objectif. En revanche, avec le *Régime sans régime*, vous n'aurez plus jamais besoin d'essayer de nouvelles méthodes pour mincir.

Nous ne faisons pas de l'autosatisfaction et nous avons beaucoup hésité avant de vanter les mérites du *Régime sans régime*. Mais si nous ne le faisons pas nous-mêmes, personne n'en parlera à notre place. L'industrie du régime fait beaucoup de publicité et elle est tellement puissante que nous nous sommes résolus à publier ce livre pour révéler à tous les bénéfices de notre programme. Ce que nous vous proposons de découvrir n'est pas un nouveau « concept » alimentaire imaginé par une armée de spécialistes du marketing, c'est le fruit de nombreuses années de travail et de recherches scientifiques.

> « Je me suis impliquée à fond dans le *Régime sans régime* parce que j'ai senti que c'était ma dernière chance ! Non seulement ma vie s'est améliorée, mais elle a changé du tout au tout ! »
>
> Alison, sur un forum Internet

Cinq raisons de suivre le *Régime sans régime*

Maigrir
Perdre environ 1 kg par semaine, c'est-à-dire 4 kg par mois, soit 12 kg en trois mois.

Atteindre naturellement votre poids idéal
C'est le poids dont vous avez toujours rêvé. Vous allez maigrir en quelques semaines et vous vous sentirez mieux dans votre peau.

Maigrir une bonne fois pour toutes
Vous ne reprendrez pas le poids que vous avez perdu. Ce qui est difficile avec tous les régimes, ce n'est pas de maigrir, c'est de ne pas regrossir quand on reprend une alimentation normale. Nous avons mis au point un programme qui vous permettra de perdre du poids sans peine et de vous maintenir à votre poids idéal.

Être en bonne santé
Avoir des kilos en trop entraîne des risques pour la santé et jouer au Yo-Yo avec la balance est encore pire. En suivant le *Régime sans régime*, vous réduirez sérieusement les risques de cancer, de maladies cardio-vasculaires, d'attaques et toute une série d'autres maux.

Être heureux
Parce que le *Régime sans régime* s'adresse aussi bien au corps qu'à l'esprit, ce programme permet de retrouver un sentiment de bien-être. Pour une fois, vous allez maigrir sans frustration !

Le *Régime sans régime*, comment ça marche ?

Nous avons commencé nos recherches sur les régimes parce que nous étions curieux de connaître les motivations de celles

et ceux qui souffrent de surpoids. Au premier abord, cela paraît tout simple : les gens font des régimes parce qu'ils sont trop gros et veulent perdre un excès de poids. C'est évident mais, pour les chercheurs que nous sommes, cela n'était pas suffisant.
Nous voulions aller plus loin pour découvrir pourquoi les gens sont en surpoids. Est-ce parce qu'ils mangent trop ? Parce qu'ils ne font pas assez d'exercice ? Ou pour une autre raison, inconnue jusqu'alors ?
Pour répondre à ces questions, nous avons observé les habitudes d'un groupe de personnes obèses et dans le même temps – c'est en cela que la démarche est révolutionnaire –, nous avons observé un groupe de personnes minces. Ce que nous avons découvert nous a beaucoup surpris. Ce qui distingue les obèses et les minces, ce n'est pas que les uns mangent plus ou que les autres font plus d'exercice, c'est surtout leur attitude dans la vie. Avez-vous déjà remarqué combien les gens minces (ceux qui donnent l'impression de pouvoir manger ce qu'ils veulent sans prendre un gramme) sont aussi ceux qui ont l'air le plus heureux et le plus insouciant ? Vous pensez peut-être qu'ils sont bien dans leur peau parce qu'ils n'ont aucun problème de poids. Et si c'était le contraire ? S'ils étaient à leur poids idéal justement parce qu'ils sont bien dans leur peau ? Si c'était le cas, voilà qui remettrait le monde des régimes sens dessus dessous.
Prenons un autre exemple. Nous avons remarqué que la plupart des jeunes ont une tendance naturelle à être à la fois minces et ouverts aux autres. Ils sont curieux du monde qui les entoure, ils sont toujours en activité et ont de nombreux projets. Nous avons constaté que les personnes minces ont des habitudes et des traits de caractère en commun comme l'optimisme ou l'ouverture aux autres, ce qui contribue à maintenir leur poids sans effort particulier. Les personnes obèses ont par contre d'autres comportements qui font que, inévitablement, les kilos se multiplient au fil des ans. Ne croyez pas que le surpoids est dû à un excès de nourriture et à un manque d'exercice physique ; ce n'est pas parce que ces personnes mangent trop ni qu'elles ne font pas de footing

tous les jours qu'elles sont grosses ! Elles sont trop fortes parce qu'elles ont toutes certains traits de caractère et parce qu'elles sont ancrées dans de vieilles habitudes.
C'est un cercle vicieux, plus on fait attention à sa ligne, plus les mauvaises habitudes et les kilos s'installent !
À ce stade, vous pensez qu'il y a peu d'espoir. Enfermé dans un corps trop gros et dans des comportements mis en place depuis longtemps, vous ne maigrirez jamais ! Ne désespérez pas, il n'y a aucune fatalité, heureusement, à rester trop gros. Nous pouvons tous nous adapter : non seulement vous pouvez changer mais vous allez découvrir à quel point cela va être facile. Il vous suffira de suivre notre programme.
Le *Régime sans régime* est très simple, il se résume à ceci : plus vous serez flexible et ouvert d'esprit, plus vous perdrez du poids. Nous l'affirmons avec certitude parce que cela fait vingt ans que nous étudions la flexibilité comportementale au sein des universités britanniques et pour le Medical Research Council du gouvernement britannique.
Si vous devenez « adaptables », non seulement vous maigrirez mais vous serez aussi plus heureux et cela aura des répercussions dans tous les domaines de votre vie.

Que signifie être flexible ? Tout simplement changer des petites choses progressivement au quotidien. **Faire chaque jour quelque chose d'une manière différente, rompre les habitudes.** Quelque chose d'aussi simple que de prendre le temps de regarder ce qui se passe autour de vous en vous rendant à votre travail. Vous ne courez plus tête baissée vers votre but, vous cassez le cycle métro-boulot-dodo, vous levez la tête et vous observez le monde autour de vous : les fleurs dans le parc ou le square que vous longez tous les jours sans le voir, les feuilles sur les arbres, le sourire que le bébé vous adresse... La petite musique que vous entendez à la radio, écoutez-la vraiment en sortant de vos pensées. Regardez, car cela fait vraiment longtemps que vous ne l'avez pas fait, la couleur des yeux de la personne que vous aimez, la lumière de la pleine lune dans le ciel. Tous ces détails qui vous entourent et que vous ne voyez plus font partie intégrante du programme du *Régime sans régime.*

Être flexible c'est aussi changer subtilement, jour après jour, votre comportement et vos réactions : par exemple être plus dynamique, si d'habitude vous avez tendance à être passif et, au contraire, plus observateur si vous êtes une personne très active. Vous allez perdre du poids parce que vous allez oser chanter dans votre bain ou raconter une bonne blague.

Trop beau pour être vrai ? Nous aussi, nous étions sceptiques au départ, et pourtant les preuves scientifiques sont là pour confirmer le bien-fondé du *Régime sans régime*.

Ce que nous vous promettons est aussi simple que cela : dans 28 jours à partir d'aujourd'hui, vous aurez perdu 3,5 kg, vous serez plus heureux et content de vivre.

Essayez, faites-le pour vous et dites-vous que vous n'avez rien à perdre, à part de la graisse ou de la cellulite !

Témoignage

Carole ou l'histoire d'une réussite

Vous doutez de l'efficacité du *Régime sans régime* ? Carole n'y croyait pas non plus.

À trente-deux ans, Carole avait 18 kg en trop. Elle avait du mal à se mouvoir, était vite essoufflée et souffrait de douleurs articulaires à cause de son surpoids. Son médecin l'a mise en garde contre les risques que lui faisaient courir ses kilos en trop.

Carole avait essayé une multitude de régimes. Depuis l'âge de vingt ans, elle se mettait à la diète dès que le mois de mai arrivait pour pouvoir entrer dans son maillot de bain. À la fin des vacances d'été, elle reprenait tout ce qu'elle avait eu tant de mal à perdre, et elle reprenait un peu plus chaque année.

« J'étais vraiment un cas désespéré, raconte-t-elle, quel que soit le régime, je reprenais les kilos perdus. Je me mettais au régime un mois ou deux, mais dès que je recommençais à manger normalement, je reprenais, alors je déprimais et en moins de temps qu'il n'en faut pour le dire, je me retrouvais grosse. Aucun régime n'a jamais marché sur le long terme. »

Grâce à des amis communs, Carole a entendu parler des études que nous menions sur le poids et le comportement. À cette époque, nous étions en train d'écrire le *Régime sans régime* et nous n'étions pas très disponibles, mais elle a su nous convaincre et nous l'avons aidée. Ses progrès rapides nous ont impressionnés.

« Au cours des trois premiers mois, j'ai perdu 9 kg, explique Carole. Au bout de six mois, j'en avais perdu 19 ! Aujourd'hui, je suis à mon poids idéal et cela fait un an que je n'en ai pas bougé. Je ne veux plus jamais être grosse de ma vie ! »

D'après Carole, le *Régime sans régime* a changé le regard qu'elle avait sur elle-même en lui redonnant confiance en ses capacités. Mais ce qu'elle préfère, c'est sa nouvelle façon de vivre.

« C'est comme de redevenir un enfant, je fais chaque jour quelque chose de nouveau et de sympa. Je me sens mieux, je suis plus jolie, j'ai plus d'énergie qu'avant, et je suis tellement plus heureuse ! »

20 RAISONS DE SUIVRE LE *RÉGIME SANS RÉGIME*

1. La perte de poids est progressive.
2. La perte de poids est permanente.
3. C'est un régime testé scientifiquement et fondé sur des principes psychologiques sérieux.
4. C'est sympa.
5. Il permet d'améliorer sa relation aux autres.
6. On est moins anxieux et moins dépressif.
7. On se met à manger plus sainement.
8. On apprend à faire de meilleurs choix.
9. Il n'y a ni restriction, ni abnégation.
10. Les bonnes habitudes remplacent les mauvaises.
11. On découvre un nouveau monde.
12. Le régime comprend la personne dans son ensemble.
13. Tout se passe dans le cerveau, pas dans l'estomac.
14. On ne pense pas à manger toute la journée et on ne met pas en place de mauvais comportements vis-à-vis de la nourriture.
15. On prend l'avenir à bras-le-corps sans être prisonnier du passé.
16. On n'avale ni médicaments, ni produits spéciaux, on ne compte ni calories, ni glucides, ni lipides.
17. Il n'entraîne pas la perte de l'appétit ni de la capacité naturelle à savoir si l'on a faim ou pas.
18. Il ne présente aucun danger pour la santé.
19. Au lieu des restrictions habituelles, il améliore la vie.
20. Il est fondé sur « Je peux » et non sur « Je ne peux pas ».

Résumé

Les personnes en surpoids ont mis en place des habitudes qui les maintiennent dans cet état et manger trop, aussi bizarre que cela puisse paraître, n'est que l'un des aspects de ces mauvaises habitudes. Il suffit de briser cette routine pour perdre du poids sans calculer les calories et les glucides, sans tiraillements de faim et sans culpabilité.

Les personnes minces sont davantage tournées vers l'avenir. Le *Régime sans régime* vous fera découvrir « les secrets des minces ».

Le *Régime sans régime* est l'aboutissement de nombreuses années de recherches scientifiques. Des études cliniques ont prouvé son efficacité.

Le *Régime sans régime* vous aidera à :

- Perdre environ 1 kg par semaine.
- Perdre du poids simplement et durablement, sans calculer ni les calories, ni les glucides, ni les lipides.
- Être en meilleure santé, plus heureux et plus attirant.

Vous continuerez à maigrir longtemps après avoir terminé le programme en 28 étapes. Il n'y a aucun régime à suivre, ce qui signifie que vous pourrez retrouver une attitude détendue vis-à-vis de la nourriture.

CHAPITRE II

Pour mincir, soyez flexible

> « Les chaînes de l'habitude sont si fines qu'au début on ne les sent pas. Mais un jour, elles deviennent si lourdes qu'on n'a plus la force de les casser. »
>
> Samuel JOHNSON

Pourquoi est-il si difficile de maigrir ? Et pourquoi, une fois qu'on a maigri, est-il si difficile de ne pas reprendre les kilos perdus ? Après de nombreuses privations, vous êtes devenu un expert en régime. Alimentation, nutrition et exercices n'ont plus de secrets pour vous. Vous savez tout sur les calories, les féculents, les graisses et les protéines et, bien sûr, vous n'ignorez pas que la seule façon de maigrir, c'est d'absorber moins de calories que vous ne le faites.

Alors, comment se fait-il qu'avec une telle expérience, vous ne perdiez pas une bonne fois pour toutes ce surpoids encombrant ?

Nous savons parfaitement ce que vous ressentez, mais rien ne sert de se lamenter sur le passé.

> « Plus besoin d'être obsédé par ce que vous mangez ni de suivre un régime alimentaire restrictif. »
>
> *The Independant*

Avec tous ces régimes, vous avez perdu beaucoup de kilos, mais vous les avez malheureusement tous repris et plus encore...

À chaque nouveau régime, vous étiez déterminé à perdre du poids. Vous aviez la motivation et la volonté de faire les changements nécessaires pour y parvenir, et pourtant, vous retombiez toujours dans les mêmes travers.
Pourquoi est-il si difficile aux personnes en surpoids de changer les vieilles habitudes ? Il y a plusieurs années, nous avons décidé de trouver la réponse à cette question. Parallèlement, nous avons mis en place quelque chose de vraiment révolutionnaire, nous avons décidé de découvrir comment les personnes minces arrivaient à rester sveltes et en forme. Les résultats nous ont à la fois surpris et enchantés. Lorsque nous les avons dévoilés au Congrès annuel sur la santé mentale de la prestigieuse British Psychological Society, nos collègues scientifiques étaient aussi étonnés que nous. En quelques heures, notre travail a déclenché une vague médiatique à l'échelle internationale : « Le secret du régime » faisait la une de tous les journaux. Nous avions découvert comment perdre du poids sans se mettre au régime !
En résumé, les résultats de notre recherche à l'université du Hertfordshire se résument à ceci : *Vous êtes prisonnier de vos kilos parce que vous êtes prisonnier de vieux réflexes qui vous empêchent de perdre du poids une fois pour toutes.*
Vous pouvez toujours essayer de maigrir et vous y arrivez parfois, mais tant que vous n'aurez pas rompu avec vos vieilles habitudes, votre façon de vivre et d'appréhender la vie, vous reprendrez toujours les kilos perdus.
Changez vos habitudes et vous maigrirez sans effort.

> « Le *Régime sans régime* est mieux que le régime Atkins. »
>
> *The Sun*

Nous savons tous que si les régimes marchent à court terme, ils échouent en général sur le long terme. Vous avez perdu du poids, vous êtes ravi, mais malheureusement, cela ne dure que quelques semaines car, peu à peu, vous reprenez vos vieilles

habitudes et l'aiguille de la balance repart inexorablement dans le rouge. Le pire, c'est que vous reprenez toujours plus que ce que vous avez perdu.
L'explication est simple : aucun régime ne s'attaque aux vraies raisons du surpoids et ces vraies raisons, ce sont les mauvaises habitudes. En d'autres termes, les kilos ne sont que la partie visible de l'iceberg. Il est extrêmement difficile de s'en défaire parce que les habitudes gouvernent nos vies.

Nous sommes des machines à habitudes

Dès l'enfance, l'être humain met en place toute une série d'habitudes. C'est naturel et cela donne beaucoup de pouvoir car avoir des habitudes fait gagner du temps et permet de libérer son attention et sa réflexion pour autre chose. Laissez votre voiture ou déposez vos clés au même endroit une fois ou deux et, en moins de temps qu'il n'en faut pour le dire, vous en aurez pris l'habitude.
Vous souvenez-vous du temps où vous avez dû apprendre à lacer vos chaussures ? Cet exercice si éprouvant à l'époque vous semble tout à fait naturel aujourd'hui, au point que vous pourriez le faire les yeux fermés. De même, quand vous étiez petit, vous avez eu du mal à accepter que soient enlevées de votre vélo les deux petites roues si rassurantes. Mais le jour où vous avez franchi le pas vous étiez si fier ! Aujourd'hui, faire du vélo vous semble aussi naturel que marcher. Même si cela fait longtemps que vous n'êtes pas monté dessus, il y a fort à parier que cela reviendrait automatiquement. Simplement parce que c'est devenu une habitude. Lorsqu'une habitude est mise en place, on ne l'oublie plus. Nos cerveaux sont de fantastiques machines à habitudes. Dès que l'on apprend quelque chose de nouveau, grâce à la puissance de la pensée, cela devient une habitude.

Au fur et à mesure de la croissance, les habitudes s'étendent à tous les domaines de notre vie. Plus nous vieillissons, plus elles prennent racine en nous.
Prenons, par exemple, la conduite automobile. Souvenez-vous de vos difficultés lors des premières leçons. Vous étiez très concentré sur le volant, le rétroviseur, les différentes pédales et la circulation autour de vous. Cela vous demandait beaucoup d'énergie et une très grande attention. Aujourd'hui, quand vous passez les vitesses, vous n'y réfléchissez même plus. C'est la clé : **vous n'y faites plus attention.** C'est devenu automatique, comme de vous brosser les dents ou de lacer vos chaussures.
Mais les habitudes ont aussi leur côté noir. Elles peuvent devenir si machinales que vous en êtes prisonnier, vous êtes emprisonné dans un système qui vous nuit. Fumer est autant une habitude qu'une addiction. Boire trop, c'est la même chose. Les habitudes peuvent aussi vous enfermer dans un système de pensées négatives ou de comportements dangereux pour votre moral, entraînant anxiété et dépression. Beaucoup des souffrances que vous vous infligez peuvent être la conséquence de la mise en place d'une mauvaise habitude. Si vous commencez à vous faire du mal et que vous répétez cet acte deux ou trois fois, l'automatisme s'installe et encore une fois **vous n'y ferez même pas attention.**
En général, les habitudes deviennent plurielles et fonctionnent en réseau. Chacune étant reliée aux autres, elles s'entretiennent mutuellement. Prise individuellement, aucune d'entre elles n'est effrayante, mais ensemble, elles constituent rapidement un tissu de résistance. Plus que de réseau, on pourrait évoquer la toile d'araignée, à l'aspect fragile et aérien, mais qui est, à son échelle, une structure extrêmement solide – la soie de l'araignée est cinq fois plus solide que l'acier . pour cette qualité, les scientifiques cherchent à l'utiliser dans la fabrication de gilets pare-balle. Une fois tissée par l'araignée, la toile est encore plus difficile à rompre. Il en va de même avec le réseau d'habitudes que vous avez mis en place, il n'est pas facile de s'en extraire. Les habitudes sont tenaces, mais toutes n'ont pas la même force. Prenons par exemple celle qui fait que vous posez

toujours vos clés au même endroit, il suffit que vous décidiez de ne plus les poser sur le bureau mais sur la table de nuit pour casser cette vieille habitude et en prendre une nouvelle.

Les bienfaits des changements d'habitudes sur la vie de tous les jours

Décider de changer son mode de vie a plus d'effets sur le physique et sur le moral que modifier simplement son alimentation. Les personnes qui ont participé à notre étude ont subi des tests psychologiques au début et à la fin des essais cliniques. Ces tests visaient à mesurer leur niveau d'anxiété et de dépression avant et après le programme. À la fin du programme, on a non seulement enregistré un amaigrissement, mais une amélioration significative de leur niveau de stress et d'angoisse. Ce résultat n'est guère surprenant car l'anxiété et la dépression sont maintenues en place par notre façon de penser.

Changer d'habitudes n'est pas difficile en soi. Mais elles fonctionnent en réseau, elles sont imbriquées les unes dans les autres et se soutiennent mutuellement, ce qui rend le changement difficile et détermine à quel point certaines d'entre elles sont résistantes. On a vu que changer ses clés de place ne pose pas de problèmes, mais il faut parfois un peu de temps pour s'habituer à une nouvelle situation. Par exemple, si vous achetez une nouvelle voiture, vous aurez peut-être besoin de quelques semaines pour vous faire parfaitement à votre nouveau véhicule. Malheureusement, on a parfois beaucoup de peine à se débarrasser de certaines habitudes. Ce qui se justifiait autrefois dans un monde où sévissaient de graves pénuries alimentaires, n'a plus aujourd'hui aucune raison d'être du fait de l'abondance qui règne dans nos sociétés, aussi, si l'on conserve les anciennes habitudes, les kilos en trop seront vite installés. Enfant puis adolescent, vous avez consacré une grande partie de votre temps à vous nourrir, ce qui est indispensable en période de croissance. Mais devenu adulte, vous avez conservé ces habitudes alimentaires inscrites au cœur du réseau que nous tissons dans nos vies. Voilà pourquoi les régimes échouent. Quand vous vous mettez au régime, vous espérez perdre du poids en modifiant votre alimentation sans prendre en compte le fait que toutes les autres habitudes soutiennent votre rapport à la nourriture. Vous ne vous attaquez qu'à une toute petite partie de l'iceberg et, tôt ou tard, les mauvaises pratiques vont revenir. Tout simplement parce qu'il ne suffit pas de manger différemment et de vous mettre à la gymnastique. Vous devez aussi défaire les liens qui les maintiennent en place et qui les rattachent à l'ensemble de votre mode de vie. Et, pour cela, vous devez d'abord vous attaquer à ce qui est à l'extérieur de la toile d'araignée, en périphérie du réseau. C'est la seule façon de la défaire : en la détricotant peu à peu, vous allez l'affaiblir et un beau matin, elle ne fonctionnera plus. Ainsi, jour après jour, en vous affranchissant de vos habitudes, l'une après l'autre, elles n'auront plus de prise sur vous. Très vite, vous allez commencer à perdre du poids, votre corps, une fois libéré de ces entraves nuisibles à votre santé, va se sentir libéré et vous allez revenir à votre poids de forme.

Les habitudes entraînent l'inertie, ennemie de la perte de poids.

C'est l'essence même du *Régime sans régime.* Notre programme va vous libérer et, concrètement, vous allez perdre entre 500 g et 1 kg par semaine, ce qui est, d'après le corps médical, le rythme idéal.

Nous avons découvert que les personnes minces conservent leur poids parce qu'elles rompent naturellement avec les mauvaises habitudes dès que celles-ci se mettent en place. Elles le font inconsciemment, si bien qu'elles ne se sentent jamais prisonnières de vieilles routines. Nous avons aussi découvert que, tant sur le plan mental que comportemental, les personnes minces ont une collection inconsciente de trucs et d'astuces qui leur permet de garder le contrôle de leur vie au lieu d'être sous la coupe de vieux réflexes.

En résumé, les minces...

... voient des opportunités là où les autres voient des obstacles.
... s'adaptent aux nouvelles situations au lieu de rester enfermés dans les anciennes.
... acceptent le changement au lieu de se plaindre et d'en vouloir aux autres.
... ne pensent pas toujours au passé avec regret et n'en parlent pas sans cesse avec nostalgie.
... se lancent de nouveaux défis chaque jour.
... modifient leurs habitudes régulièrement et sans mal.
... font de nouvelles expériences et aiment cela.
... vont au-devant des autres et savent, s'il le faut, se transformer en caméléon social.
... font souvent des bilans personnels de ce qu'ils disent et de ce qu'ils font.
... savent se remettre en cause.
... ont très peu d'habitudes et sont peu attachés à celles qu'ils ont.

Il est évident que toutes les personnes minces ne présentent pas la totalité de ces caractéristiques, mais nous avons constaté que celles qui en présentaient le plus avaient davantage de chances de rester mince.

Quand on a pris conscience de ce que nous pourrions appeler « le secret des minces », on a fait la moitié du chemin vers la minceur. Le *Régime sans régime* diffère des programmes d'amaigrissement que vous avez essayés autrefois car il est fondé sur le succès. Nous venons de démontrer en quoi les minces étaient si différents des gros. *Que font-ils de si bien pour que cela marche ?*

Après avoir identifié les secrets de leur succès, nous avons mis au point un programme de perte de poids qui permet aux personnes en surpoids de rompre avec leurs habitudes, facilement et sans effort. Ce livre est le résultat de tout ce travail. Nous ne vous demandons pas de nous croire sur parole : les résultats sont là, de nombreuses études cliniques ont été publiées sur le sujet, elles ont unanimement confirmé cet incroyable succès. Nous avons eu aussi des contacts avec des professionnels de la santé dans le monde entier, afin de les aider à mettre notre programme en œuvre. Leur conclusion, c'est que là où tous les autres régimes connus ont échoué, le *Régime sans régime* peut réussir.

> « L'approche du *Régime sans régime* est raisonnable. Ne le prenez pas comme un régime, et vous vous apercevrez un jour que vous n'aurez plus besoin de régime. »
>
> Dr Toni Steer, Medical Research Council Human Nutrition Research Center, Cambridge

Nous avons été très flattés de l'attention manifestée par nos collègues du monde entier, mais ce qui, à nos yeux, a le plus de valeur, ce sont les témoignages de ceux qui, sans être au régime, ont perdu du poids grâce au *Régime sans régime*. Au fil des pages de ce livre, vous lirez beaucoup de ces commentaires. Et nous espérons que, très vite, vous vous joindrez à eux !

Dans ce livre, vous ne trouverez ni cours de diététique ni exercices de musculation. Nous ne vous apprendrons pas à vous nourrir uniquement de soupe aux choux, ni à vous gaver uniquement de gras, ni à vous priver une fois pour toutes de pâtes ou de pain. Nous ne vous demanderons pas de calculer calories ou points, nous ne vous conseillerons pas de vous nourrir uniquement de noix de coco ni de déterminer le degré d'efficacité du Régime GI (Glycemic Index : recherche de l'indice glycémique) ou du régime GL (Glycemic Load : recherche de la charge glycémique). Tout ce que nous vous proposons, c'est de vous aider à rompre avec vos habitudes.

Une fois débarrassé de ces soucis, vous romprez avec le passé et vous serez libre de faire ce que vous voudrez. Perdre 500 g à 1 kg par semaine rien qu'en faisant une rupture avec votre façon de vivre, voilà ce que vous pouvez obtenir en suivant le *Régime sans régime*. Sans suivre de programme alimentaire, sans potions ni pilules. Les gros titres de la presse disent vrai, **nous avons découvert comment perdre du poids sans faire de régime ou d'exercice physique particulier**.

LES 10 PRINCIPES DU *RÉGIME SANS RÉGIME*

1. Le cerveau humain est une machine à habitudes

Grâce à l'évolution de l'espèce humaine, nous avons appris à reproduire les mêmes actes et les mêmes gestes. Sinon, il faudrait réapprendre à chaque fois.

2. Notre cerveau est programmé pour la répétition

Notre cerveau est équipé de mécanismes d'apprentissage extrêmement sophistiqués qui peuvent capter les plus infimes signaux de notre environnement. Dès la deuxième fois où vous percevez ces signaux, le mécanisme de l'habitude vous conduit à répondre exactement de la même façon que la première fois. Avez-vous remarqué combien de fois vous répétez le même geste ou la même attitude alors que, au fond, il n'y a aucune raison pour que vous fassiez ainsi ? Par exemple, vous asseoir sur le même siège, ou bien, quand vous faites le ménage, commencer toujours par la même pièce, ou bien retourner toujours au même endroit pour les vacances. Cette répétition est due au fait que toute habitude en entraîne une autre et que notre environnement agit comme un déclic caché.

Par exemple, vous rentrez tous les jours du bureau par le même chemin. C'est une première habitude. Il se trouve que, sur ce trajet, il y a un bar. C'est le « déclic » de l'environnement qui va créer une habitude. Ainsi, tous les soirs, vous vous arrêtez dans ce bar pour boire un verre et manger un morceau. Si vous changez de trajet, ce « déclic » disparaît de lui-même, et il est probable que vous ne penserez ni à boire, ni à manger.

>>>

>>>

3. Nous sommes prisonniers d'une série d'habitudes que nous répétons sans fin

En tant que machine à habitudes, votre cerveau est tellement performant que, plus vous grandissez, plus vous vieillissez, plus vous devenez un être d'habitudes. À tel point que vous pouvez passer des heures à accomplir des tâches sans même réfléchir consciemment. Il peut vous arriver de passer une journée entière en pilotage automatique.

4. Répéter les bonnes habitudes, c'est positif

Les habitudes ne sont pas toutes mauvaises, certaines peuvent être bonnes pour vous. Par exemple, grâce à elles, vous ne devez pas réapprendre chaque geste à chaque fois. Elles sont utiles aussi car elles vous permettent de gagner du temps pour faire autre chose. Prendre l'habitude de se laver les dents est une bonne chose !

5. Répéter les mauvaises habitudes signifie que vous répétez toujours les erreurs du passé

Votre cerveau, comme celui de chacun d'entre nous, ne sait pas très bien faire la différence entre les bonnes et les mauvaises habitudes. Répéter les mauvaises habitudes est néfaste pour vous, tant sur le plan physique que sur le plan psychologique. Répéter sans fin vos mauvaises habitudes, c'est répéter les erreurs du passé, et c'est un processus sans fin.

6. Pour arrêter de répéter les erreurs du passé, nous devons « faire quelque chose de différent »

Le pouvoir négatif des mauvaises habitudes est bien connu des psychologues. La plupart d'entre eux conseillent à leur clients d'essayer de s'en débarrasser en changeant leur façon de penser. Mais il est impossible de changer simplement sa façon de penser ou de ressentir les choses. C'est beaucoup trop difficile. En revanche, la recherche a prouvé que la meilleure façon de casser les habitudes, c'est d'aider les gens à se comporter différemment. Il est en effet plus facile de faire quelques petits changements dans sa vie de tous les jours que de changer radicalement de façon de penser. Voilà pourquoi nous vous conseillons de démarrer le programme par l'étape « Faire quelque chose de différent ». Si vous

>>>

>>>

faites une chose différemment chaque jour, vous obtiendrez un résultat différent en retour. Un petit changement plus un petit changement aura des effets spectaculaires à long terme. Vous allez, sans vous en rendre compte, adopter la façon de vivre des minces.

7. La toile des habitudes est terriblement résistante

Elle résiste grâce aux forces d'inertie, beaucoup plus puissantes que celles du changement. Si vous ne suivez pas le programme « Faire quelque chose de différent », il y a de grands risques pour que votre réseau d'habitudes reste solidement en place.

8. Casser votre réseau d'habitudes vous permettra d'améliorer votre vie

Vous serez libre de faire ce dont vous avez envie. Par contre, si votre réseau d'habitudes est fermement en place et que vous décidez d'opérer un changement majeur dans votre vie, comme de démarrer un régime, vous allez forcément échouer. Pendant quelques jours, voire quelques semaines, vous aurez la force d'utiliser votre volonté mais, inexorablement, votre réseau d'habitudes vous reprendra dans ses filets.

9. Rompre avec les habitudes même quand elles n'ont pas de rapport entre elles

La plupart du temps, une habitude est reliée à une autre, elle-même reliée à une autre, ce qui constitue la fameuse toile d'araignée qui vous emprisonne. Il est souvent nécessaire de rompre d'abord avec les habitudes « satellites » pour arriver à se libérer de l'habitude principale dont on rêve de se défaire. Ces habitudes satellites semblent parfois sans aucun rapport avec l'habitude principale et ce sont pourtant elles qui la maintiennent en place.

10. Ne soyez plus une machine à habitudes !

Pour casser la toile d'araignée, faites tout ce dont vous avez envie ! Ne faites pas les choses deux fois de la même façon. Ayez l'esprit ouvert, par exemple ne fonctionnez pas en pilotage automatique. Libérez votre esprit pour ne pas tomber dans le piège des habitudes. Vous allez vous sentir très vite plus heureux et en meilleure santé. Vous allez perdre du poids, avoir de meilleures relations aux autres et il y a de grandes chances pour que vous en récoltiez les fruits sur le plan professionnel.

Pourquoi est-ce important d'avoir un comportement flexible ?

• Il y aura moins d'obstacles dans votre vie.

• Vous ferez moins d'erreurs et vous serez plus efficace dans tout ce que vous entreprendrez.

• Vous atteindrez vos buts et vous vous accomplirez.

• Vous serez mieux avec vous-même et vous aurez une meilleure estime de vous.

• Vous entrerez plus aisément en relation avec les autres et vous saurez faire face aux situations nouvelles.

• Vous serez plus ouvert aux idées nouvelles et vous entreprendrez des choses positives.

• Vous aurez une meilleure perception des autres et vous comprendrez les raisons de leurs agissements.

• Vous parviendrez à envisager les choses du point de vue de vos interlocuteurs.

• Votre poids diminuera, ce qui sera le reflet de la flexibilité de votre comportement.

Résumé

- Vous êtes en surpoids et incapable de maigrir parce que vos mauvaises habitudes ont plus de pouvoir que votre volonté.
- Vos mauvaises habitudes sont reliées les unes aux autres selon une structure extrêmement résistante que l'on peut comparer à une toile d'araignée. Vous devez défaire ces habitudes l'une après l'autre afin de détruire toute la toile.
- Vos mauvaises habitudes de vie vont d'abord faiblir, puis elles vont disparaître. En les faisant disparaître, vous allez naturellement perdre du poids.

Les régimes alimentaires ne s'attaquent qu'à une infime partie de vos mauvaises habitudes, c'est pour cela qu'ils ne marchent jamais à long terme. Le *Régime sans régime* s'attaque à l'ensemble de la toile d'araignée de vos habitudes, et c'est pour cela qu'il marche !

CHAPITRE III

Ce sont les régimes qui sont nuls, pas vous !

« Les mauvaises habitudes sont comme un lit confortable. C'est un bonheur de se glisser dedans et c'est un cauchemar d'en sortir. »

ANONYME

Si vos régimes avaient été efficaces, vous ne seriez pas en train de lire ce livre. Les régimes ne marchent pas et ne peuvent pas marcher. Si les régimes obtenaient les résultats escomptés, l'épidémie d'obésité aurait été enrayée il y a longtemps. Mais que voyons-nous au contraire ? Selon l'enquête Obépi-Roche menée en 2006, 12,4 % des Français sont obèses et 29,2 % sont en surpoids (35,6 % des hommes et 23,3 % des femmes). Et ce qui est encore plus inquiétant, c'est que le phénomène semble s'aggraver au fil des années.

« Il y a tant d'obèses et le phénomène est aujourd'hui tellement répandu qu'il y a un risque que les références des gens changent et qu'ils considèrent le surpoids comme quelque chose de normal. »

House of Commons Health Commitee Report on Obesity, mai 2004

En France, toujours d'après l'enquête Obépi-Roche, sur les dix dernières années, la prévalence de l'obésité a progressé de 64 % chez les femmes et de 40 % chez les hommes. En Europe, une femme sur quatre déclare avoir suivi un régime dans les douze derniers mois (Dr Pellae, nutritionniste à l'hôpital Bichat, Paris). Aux États-Unis, 45 % des femmes se mettent au régime à une période ou une autre de leur existence. Cela ne paraît pas très encourageant.

> « D'un côté, on peut toujours essayer de se rassurer en se disant que les personnes en surpoids arrivent parfois à maigrir. Ce qui est certain en revanche, c'est que l'obésité accroît les risques d'un grand nombre de maladies graves. Plus les gens sont gros, plus le risque est grand. Il est intéressant de souligner que ce phénomène de l'obésité se répand aujourd'hui alors que l'on n'a jamais eu autant de salles de gym, de produits "allégés" dans les magasins, et que le régime Atkins figure parmi les best-sellers. »
>
> *House of Commons health Committee Report on Obesity*, mai 2004

Les régimes sont si inefficaces que 95 % des personnes qui en ont suivi un affichent, un an après, le même poids qu'avant le régime. Et parfois, elles sont au-dessus ! La moitié de ceux qui démarrent un régime interrompent celui-ci au bout de quelques semaines. Nous recevons tous les jours des témoignages en ce sens. Voici celui de Johanna, dont la lettre illustre bien notre propos :

> « J'ai 39 ans, et cela fait des années que je souffre d'obésité. Aujourd'hui, je pèse 110 kg. J'ai essayé tous les régimes qui existent, aucun n'a marché sur le long terme. J'ai en général à chaque fois perdu entre 6 et 13 kg, mais je les ai toujours repris plus quelques autres. J'ai fait des dépressions à cause de mon poids et parce que je n'arrive pas à perdre mes kilos. Je sais qu'il faudrait que je fasse quelque chose à ce sujet mais je n'en ai plus le courage. Toute ma vie d'adulte, j'ai souffert de dépression à cause de cette obésité. Les cinq années qui viennent de s'écouler ont été encore pires, tout ce que j'essayais échouait. J'ai demandé de l'aide à mon médecin, puis à un spécialiste du poids et enfin à un hypnothérapeute. Aucun n'a su m'aider. Vous êtes mon dernier espoir. »

Nous avons proposé à Johanna de l'intégrer à un de nos programmes. Elle a commencé à perdre du poids de façon saine et constante. Le premier mois elle a perdu 3,2 kg. Cinq mois après avoir commencé le *Régime sans régime*, elle avait perdu 15,5 kg. Et Johanna continue de maigrir parce que, grâce au *Régime sans régime*, les changements à long terme sont possibles. Elle sait qu'elle va se stabiliser autour de son poids idéal. Ce sera peut-être un peu au-dessus ou un peu en dessous, ce qui serait mieux, mais l'essentiel, c'est qu'elle n'est plus obsédée par son poids ou par la nourriture. Elle ne souffre ni de dépression ni d'anxiété ni de culpabilité. Elle se concentre au contraire sur tout ce que la vie peut lui apporter en sachant qu'elle va encore maigrir de façon naturelle et sans se priver. Comme tous nos patients, Johanna réalise désormais que les régimes ne marchent pas et ne peuvent pas marcher.

Voici quelques-unes des raisons de ce fait :

- Les carences alimentaires créent un désir insatiable et vous conduisent à manger même si vous n'avez pas faim.
- Compter ses calories, mesurer les lipides et les glucides ou tout autre régime va créer en vous une espèce d'obsession de la nourriture. Être en guerre constante contre votre désir de manger finit par créer un grave traumatisme autour de la nourriture.
- Les régimes vous empêchent de ressentir les sensations naturelles de faim et de satiété.
- Les régimes transforment des aliments innocents en fruit défendu, et personne ne peut résister à la tentation !
- De nombreux régimes vous privent d'aliments essentiels comme les sucres lents, les protéines, les graisses et les calories. Ils peuvent, sur le long terme, causer de graves dommages sur le plan physique, à moins que vous ne craquiez avant !
- Ils sont, le plus souvent, compliqués et difficiles à suivre.

Tous les régimes portent en eux le germe de leur propre destruction parce qu'ils sont basés sur des restrictions. Et s'ils échouent au bout du compte, c'est tout simplement parce que, *dans un régime, la volonté ne peut pas en permanence lutter contre le désir de manger.*
Quelques mots de biologie et de psychologie pour vous faire comprendre pourquoi les régimes ne peuvent pas marcher sur le long terme. Notre évolution nous a conduits, depuis des milliers d'années, à chercher la nourriture que nous consommons. Nul ne peut changer cette donnée fondamentale. C'est un fait biologique, de même que vous ne pouvez pas marcher « normalement » sur la lune. Pour nous pousser à manger assez, la nature nous a donné la faim.
Le problème surgit quand nous perturbons cela par les régimes et par toute une collection de mauvaises habitudes. Nous remplaçons alors peu à peu la « vraie » faim par une « fausse » faim. Celle-ci n'a rien à voir avec le désir naturel de manger. Les habitudes, les émotions, les attentes, le conditionnement social et toute une série d'autres obstacles psychologiques se combinent pour créer en vous cette « fausse » faim. Mais quand vous êtes au régime, la « fausse » faim ressemble à s'y méprendre à la vraie. Et, malheureusement pour la personne au régime, la « fausse » faim est très facilement stimulée par le monde extérieur, beaucoup plus et beaucoup plus souvent que le corps n'en a besoin. Des images de nourriture, l'odeur de la pâtisserie, la vision de « nourritures interdites », déclenchent automatiquement la « fausse » faim. Quand vous êtes au régime, vous contrôlez votre poids en ignorant délibérément les signaux que votre corps vous envoie, comme par exemple un vrai sentiment de faim. Vous êtes en revanche très attentif à une série de signaux extérieurs à votre corps, comme le nombre de calories, le poids de féculents ou de sucres lents de chaque portion de nourriture que vous consommez. Vous devenez sourd à ce que votre corps vous dit pour suivre à la lettre les préceptes d'un régime. Les scientifiques appellent cela « extérioriser » les signaux de la faim. Au bout d'un

certain temps, votre cerveau ne réagira qu'à ces signaux extérieurs et ignorera les signaux internes. Si l'on ajoute à cela les signaux de « fausse » faim dont nous parlions plus haut, tout est réuni pour faire des personnes qui sont au régime des funambules constamment au bord du gouffre.

La dépression due au régime

Un régime peut vous rendre malheureux et vous conduire à une dépression. Au lieu de vous traiter avec respect et amour, vous commencez à vous regarder avec mépris. Une des études que nous avons menées à l'université du Hertfordshire a montré à quel point les personnes qui sont au régime souffrent, à la fois, d'un besoin maladif de manger et de culpabilité. Nous avons montré à ces personnes des photos de friandises en chocolat, de gâteaux, de puddings et de bonbons. Sur celles qui ne suivaient pas de régime, ces photos n'ont pas eu d'impact particulier, mais elles ont eu au contraire une tout autre résonance chez celles qui étaient au régime, entraînant un fort désir suivi d'un intense sentiment de faute.

Quand on est au régime, on est très réactif, car on meurt d'envie de manger justement ce que l'on s'interdit à soi-même. Le désir s'accompagne de culpabilité : on se sent coupable de désirer ce que l'on ne devrait pas manger. On se charge de nombreuses et pesantes émotions négatives, et la seule façon de les réduire est d'interrompre le régime. Mais cela alourdit encore la charge avec un nouveau lot d'émotions négatives et de sentiments d'échec. Il ne faut pas s'étonner que toutes les personnes qui ont suivi des régimes disent qu'elles se sentent malheureuses. La seule façon de rompre ce cercle vicieux de souffrances est donc d'arrêter le régime et de trouver un autre moyen de perdre du poids que ce chemin de misère et de souffrance. C'est ce que nous vous proposons.

Le pire, dans cette histoire, c'est que toutes ces images de chocolat, de gâteaux et de puddings que nous avons montrées à nos patients dans le cadre de cette étude, venaient de magazines de régimes ! Les personnes qui sont tout le temps au régime risquent en outre d'avoir de mauvaises surprises. La nature nous a dotés du sens de la satiété, qui est quelque chose d'essentiel. Quand nous n'avons plus faim, notre corps nous le dit. Bien sûr, comparée aux hurlements de faim que nous lance parfois notre estomac, la voix de la satiété est très faible ! Il apparaît que les régimes ont le pouvoir de faire taire cette petite voix, ce qui va encore davantage vous faire perdre le contrôle sur votre poids. Cette rupture avec les mécanismes de faim et de satiété dans les régimes a été longuement étudiée par les scientifiques. Leurs recherches montrent que les personnes au régime salivent davantage devant l'apparition de nourriture que les personnes qui ne sont pas au régime, et qu'elles manifestent un plus grand désir de manger que les autres quand on leur montre des images d'aliments. D'autres recherches prouvent à quel point les mécanismes naturels de contrôle du poids sont bouleversés chez les personnes en surpoids.

> « 35 % des personnes qui suivent un régime "normal" finissent par adopter un comportement pathologique, et 20 à 25 % présentent des syndromes partiels ou totaux de désordre alimentaire. »
>
> Shisslack et Crago, 1995

Lors d'une de ces études scientifiques, les personnes minces disaient qu'après avoir mangé tel ou tel aliment en grosse quantité, celui-ci présentait moins d'attrait à leurs yeux, ce qui n'était pas le cas des personnes en surpoids. Pour elles, ces aliments étaient toujours aussi attirants même après en avoir beaucoup mangé.

C'est vrai que, en théorie, les régimes sont très séduisants mais ils ont tous le même défaut : il est impossible de vivre en permanence avec un tel désir inassouvi de nourriture. En d'autres termes, vous luttez sans cesse pour résister à la tentation et, comme

vous savez que les fruits défendus sont justement les meilleurs, votre souffrance est grande. Le comble, c'est que non seulement c'est douloureux de faire un régime mais en plus c'est un affront permanent, car tous les régimes ne vous parlent que d'une seule chose : de nourriture. Ils vous rappellent sans cesse ce que vous ne pouvez pas manger. Si vous possédez un grand pouvoir de volonté, vous aurez la force pendant un certain temps de résister au désir insatiable qui vous pousse à manger. Mais c'est vraiment impossible de s'imposer cela pendant toute une vie. Invariablement, vous abandonnerez votre régime et vous reviendrez à votre façon de manger habituelle.
Encore une fois, vos mauvaises habitudes auront repris le dessus.

La seule façon pour qu'un régime marche, c'est de le suivre toute sa vie

Et franchement, qui peut avoir envie de cette vie-là ?
Les personnes qui suivent un régime racontent que la première chose à laquelle elles pensent le matin en se levant, c'est la nourriture. Des images de chocolat, de gâteaux, de chips ou de pâtes passent devant leurs yeux. Grâce à un gros effort de volonté elles réussissent à repousser la tentation. Bien sûr, elles n'ont jamais d'images de laitue... Ce n'est pas joyeux et elles ne sont pas joyeuses ! C'est bien le problème : les personnes qui sont au régime sont malheureuses dès le matin car elles rêvent du paradis perdu. Vous imaginez la force de volonté qu'il faut avoir pour passer plusieurs semaines, voire plusieurs mois, dans un tel état d'insatisfaction ? Les tentations sont trop sensuelles, trop fortes, trop puissantes pour les ignorer. Croyez-vous que l'on puisse vivre longtemps dans un tel déni de soi-même et que l'on puisse contrôler ses désirs toute sa vie ? C'est impossible car

ce n'est pas dans notre nature de vivre ainsi. Notre nature nous pousse plus vers le plaisir que vers la souffrance, nous sommes des hédonistes. Le déni permanent ne crée pas seulement de la tristesse et un sentiment d'être misérable, il provoque aussi anxiété et désespoir.
Ces sentiments sont aussi puissants que le sentiment de faim, mais ils créent infiniment plus de dégâts psychologiques.
Dans les années 1950, un groupe d'objecteurs de conscience américains a voulu illustrer ce phénomène en faisant une grève de la faim. Leur but était d'étudier comment le corps humain réagissait quand on le privait de nourriture. Comme les cobayes qu'ils étaient volontairement, ils se sont laissés affamer, puis on les a étudiés et enfin ramenés à une alimentation normale. Le résultat de cette étude a servi depuis à aider les victimes de la famine et des catastrophes naturelles. Ce qui est intéressant, c'est qu'au moment où les objecteurs de conscience ont commencé à maigrir, ils sont devenus obsédés de nourriture. Ils passaient des heures entières à parler de manger, organisant des repas virtuels entre eux et échangeant des recettes. On pourrait même dire qu'ils ont développé une obsession quasi pornographique de la nourriture.
Cela vous rappelle quelque chose ? Essayer de ne pas penser à la nourriture quand vous mourez de faim est virtuellement impossible. Et quand on pense sans cesse à manger, que se produit-il inévitablement ? On mange !

Être au régime, ce n'est pas réjouissant !

Si vous êtes au régime, vous allez peu à peu vous trouver dans le même état émotionnel que les personnes en grève de la faim que nous venons d'évoquer.
Votre rigueur, votre engagement et votre motivation vont progres-

sivement s'effacer devant la morsure de la faim. À la place, vous ressentirez gêne, malaise, anxiété et dépression. Plus les jours vont passer, plus vous allez vous affaiblir tant sur le plan émotionnel que sur le plan physique. Ce sont les méfaits de la diète, qui crée autour de vous un monde irréel et maintient en place tout un réseau de mauvaises habitudes qui vous pousseront inévitablement, un jour ou l'autre, à reprendre le poids si difficilement perdu. Parce que c'est certain, après quelques jours ou quelques semaines de restrictions, vous allez renoncer ! Ce que vous ressentez alors est de l'ordre du dégoût. Dégoût de vous priver et d'être malheureux.

Vous dites « oui » avec délectation à la part de gâteau que vous vous refusez depuis trop longtemps. Vous vous laissez aller, vous savourez et pendant quelques instants, en effet, c'est délectable.

Mais ce qui suit l'est moins, le sentiment d'avoir craqué et d'avoir perdu le contrôle vous rend extrêmement coupable. Alors, c'est l'engrenage : puisque vous avez craqué sur une part de gâteau, le régime est fichu, alors pourquoi pas deux ?

Cela répond évidemment à votre envie immédiate de sucreries, mais les moments qui suivent sont lourds, vous vous en voulez parce que vous n'avez pas été le plus fort. Oui, c'est sûr, vous êtes nul, vous ressentez de la culpabilité mais aussi de la colère. Peu à peu, puisque vous n'arrivez pas à maigrir, vous vous dites que vous ne maigrirez jamais et que vous devez vous résigner à rester gros. Mais vous savez au fond de vous que cela ne durera qu'un temps, qu'un jour prochain vous redémarrerez un nouveau régime et que cette fois, il marchera !

C'est exactement le schéma du régime Yo-Yo. Les régimes Yo-Yo vous rendent malheureux en permanence. C'est une habitude, une mauvaise habitude. Vous passez votre temps à aller d'une émotion négative à la suivante dans un cycle sans fin.

Si vous ne rompez pas le cercle infernal, vous passerez le reste de votre vie malheureux et en surpoids.

Voici le cycle des régimes :

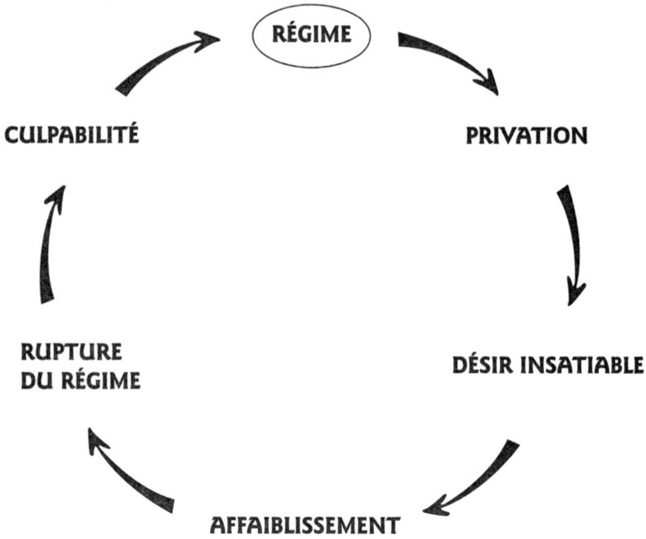

- Vous démarrez en vous privant de certains aliments.
- Vous commencez à ressentir un besoin, un désir incontrôlable de ce qui vous est interdit.
- Vos défenses s'affaiblissent.
- Vous craquez.
- Vous interrompez votre régime.
- Vous ressentez culpabilité et honte.
- Vous démarrez un nouveau régime en jurant que cette fois cela ne se passera pas de la même façon.
- Et pourtant...

Pourquoi les régimes sont-ils mauvais pour votre moral ?

1. Les régimes créent une relation malsaine et fausse avec la nourriture. Cela veut dire que, un jour ou l'autre, vous craquerez et que vous reprendrez forcément le poids perdu.

2. Restreindre les calories vous enlève de l'énergie, ce qui est mauvais pour vos activités physiques et intellectuelles.
3. De nombreuses études médicales montrent qu'il existe un lien entre les régimes chroniques et la dépression, le manque d'estime de soi et un état de stress. Ne pouvant être au régime en permanence, les personnes concernées vivent dans l'échec.
4. Croire qu'être mince vous donnera plus de valeur est la preuve du peu d'estime que vous avez à vos propres yeux et montre que l'opinion que vous avez de vous-même dépend de votre poids. Aucun régime ne résoudra vos problèmes d'amour-propre, au contraire, ils les aggraveront tous.
5. Les régimes vous déconnectent de votre appétit. Vous ne mangez pas quand vous avez faim, donc vous perdez peu à peu le sens de la satiété et vous ne savez plus quand vous devez vous arrêter de manger.
6. S'obliger à restreindre ses portions alimentaires est, dans certains cas, le signe de graves problèmes psychologiques qu'il faudrait traiter médicalement.
7. Toutes les restrictions que nous nous imposons à nous-mêmes entraînent culpabilité et dépression. Rompre le régime donne un sentiment d'échec et accroît la culpabilité. C'est le début du cercle vicieux.
8. Dans la plupart des régimes, il y a des moments où la perte de poids ralentit et cesse parfois. Cela crée un sentiment de désespoir et l'on s'en prend à soi-même.
9. Compter les calories en permanence crée un rapport malsain à la nourriture et peut entraîner des désordres alimentaires.
10. Modifier la taille de vos portions alimentaires peut avoir des répercussions sur votre bien-être émotionnel. De nombreuses personnes au régime sont irritables, cela les rend malheureuses et affecte aussi leur entourage.

> ### L'illusion du succès avec les régimes sans sucre et sans féculents
>
> Les régimes sans sucre et sans féculents sont supposés favoriser une perte de poids spectaculaire. Cela marche au début pour certaines personnes qui renoncent, du jour au lendemain, au pain, aux pâtes et aux pommes de terre. À la place, elles dévorent des piles de steaks et de pleines assiettes de charcuterie en étant persuadées que c'est le régime miracle. Mais quand le manque de féculent commence à se faire sentir, on se met à rêver de pain et de pâtes. Un jour, on ne peut plus résister et on craque. C'est la fin du miracle. Ce genre de régime peut marcher à court terme mais jamais sur le long terme, et l'interruption entraîne forcément son cortège de colère, de culpabilité et de honte.
>
> Cela ne marche pas parce que la simple notion de régime est contraire à la nature humaine !

Les gourous de l'industrie des régimes savent parfaitement bien exploiter vos émotions négatives. Ils connaissent le cercle vicieux : dépression, culpabilité et désespoir. Et ils utilisent ces émotions contre vous, ils vous disent que vous êtes nul quand vous échouez mais ce sont leurs régimes qui sont nuls ! Ils vous font croire que c'est parce que vous n'avez pas suivi leurs programmes correctement que vous avez échoué. Jamais ils ne reconnaîtront qu'ils font la promotion d'un produit douteux qui n'a aucune chance de marcher. La vérité c'est que ce sont les régimes qui sont la cause de vos échecs. *Ce sont eux qui sont nuls, pas vous !*

Les nombreuses lettres ou e-mails que nous recevons de la part de personnes en surpoids disent toujours la même chose : « Je n'arrivais pas à suivre ce régime », « Je n'ai pas su résister à la tentation », « J'ai perdu le contrôle. » Ces personnes se sentent coupables.

Si vous vous reconnaissez dans ces lettres, au lieu de vous en vouloir, dirigez plutôt votre colère contre les inventeurs de ces régimes qui vous détruisent. Félicitez-vous plutôt de votre intelligence et votre volonté qui vous ont permis de mettre un terme à cette mauvaise habitude des régimes. Vous avez fait ce que vous avez pu, mais suivre un régime, c'est mission impossible. Si vous voulez maigrir, vous devez « faire quelque chose de différent ». Puisque tout ce que vos régimes vous ont apporté c'est de la déprime, pourquoi ne pas vous laisser tenter par un changement sympathique ?

Les dangers des régimes classiques

1. Les régimes Yo-Yo provoquent des dégâts à long terme, sur les reins, le cœur, le foie et les muscles.
2. Un régime chronique affaiblit le pouvoir naturel des anticorps qui sont vitaux pour lutter, notamment contre le cancer.
3. Les régimes peuvent causer de nombreux troubles de santé : problèmes de peau, chute des cheveux, migraines, troubles du sommeil, constipation, calculs biliaires, vertiges, disparition des règles...
4. Les régimes privent votre corps de ses aliments essentiels. Il est impossible de rester à la diète en permanence sans conséquence pour la santé.
5. Un régime carencé, ou qui n'autorise que des aliments fades, fragilise votre système digestif.
6. Les régimes perturbent le métabolisme. Quand ils sont trop sévères, ils peuvent même le ralentir. Les régimes ont aussi un effet rebond : si vous interrompez le régime pour reprendre une alimentation normale, vous grossirez au-delà du poids que vous aviez avant de commencer le régime.
7. Les « pilules miracles » peuvent être dangereuses pour la santé, il suffit de lire les notices pour comprendre qu'il y a souvent des effets secondaires !
8. Les régimes Yo-Yo sont dangereux pour les os et fragilisent le squelette. À chaque fois que vous perdez du poids, vous perdez en densité osseuse.

9. Une perte de poids brutale suivie d'un gain de poids aussi rapide augmente les risques de maladies cardio-vasculaires.
10. Lors d'un amaigrissement important, le corps fabrique une enzyme qui favorise le stockage des graisses. Cela empêche de continuer à maigrir.

Résumé

- Les régimes ne marchent pas.
- Ce n'est pas vous qui échouez, ce sont les régimes qui vous mettent en situation d'échec.
- Les régimes échouent pour de nombreuses raisons liées entre elles. Par exemple, ils perturbent votre sens inné de la faim qui va finir par être contrôlé par toute une série de mauvaises habitudes. Vous perdez votre capacité naturelle à réguler votre besoin alimentaire personnel.
- Les régimes vous poussent à devenir des obsédés de la nourriture. En passant votre temps à vous défendre contre des désirs interdits, vous leur donnez de plus en plus d'importance et vous ne pouvez plus résister à l'attrait du fruit défendu.
- La plupart des régimes vous privent des nutriments essentiels pour votre santé comme les féculents, les protéines, les graisses et les calories. Cela peut avoir des effets à long terme sur votre santé et sur votre corps. À moins que vous ne craquiez avant.

CHAPITRE IV

« Faire quelque chose de différent », qu'est-ce que cela veut dire ?

> « Le fait que nous répétions sans cesse, de façon monotone et sans innover, le même type de comportement dans nos relations aux autres, n'est pas uniquement dû à la force d'inertie. C'est parce que tout ce qui est nouveau nous intimide, et parce que nous avons peur de tout ce qui est imprévisible. »
>
> Rainer Maria RILKE

Avant de démarrer vraiment le programme d'amincissement proposé par le *Régime sans régime,* nous vous proposons de voir plus en détail les principes fondamentaux qui sont à la base de l'approche « Faire quelque chose de différent ». Cette partie s'adresse en particulier à tous ceux qui veulent en savoir plus sur l'aspect scientifique et psychologique du *Régime sans régime.* Si vous voulez seulement perdre du poids, vous pouvez passer directement au chapitre 5 et démarrer le programme lui-même. Mais la lecture du chapitre 4 vous expliquera pourquoi le *Régime sans régime* est efficace !

Aussi bizarre que cela puisse paraître, tout a commencé dans les années 1970-1980. À cette époque, les scientifiques essayaient de découvrir les causes environnementales du stress. Très vite, la tâche s'est révélée immense car, dès qu'ils découvraient une nouvelle cause, une demi-douzaine d'autres apparaissaient. Le professeur Fletcher, qui travaillait au Medical Research Council's Social and Applied Psychology Unit, comprit alors qu'il était vain de rechercher les causes du stress dans l'environnement et que les chercheurs ne s'orientaient pas dans la bonne direction. Pour le professeur Fletcher, il ne fallait pas chercher la cause du stress à l'extérieur des gens mais à l'intérieur d'eux-mêmes car, pour la majorité d'entre nous, cet état est une réponse à un stimulus extérieur. De nos jours, en Occident, la plupart des métiers ne sont ni dangereux ni néfastes sur le plan psychologique. Nous travaillons tous dans de bien meilleures conditions qu'autrefois et pourtant nous sommes sujets au stress. Mais nous ne le sommes pas tous de la même façon ni pour les mêmes raisons. C'est ainsi que les experts ont démontré que s'attaquer seulement au lieu de travail ne supprime pas le stress parce que, dès que vous abordez un problème, un autre apparaît aussitôt. Ce que des Anglais ou des Américains peuvent trouver stressant ne serait même pas remarqué par un Africain ou un Indien.

Puisque c'est nous qui créons le stress, il est apparu que la meilleure solution serait de modifier notre perception. Cela veut dire simplement que, plutôt que de s'acharner à vouloir changer l'environnement dans lequel on vit et on travaille, chacun pourrait dépasser son stress en changeant sa perception de l'événement extérieur.

Une nouvelle branche de la psychologie que l'on appelle la FIT Science part de ce constat. FIT signifie *Framework for Internal Transformation* ce que l'on peut traduire par « Structure pour une Transformation Personnelle ». Et comme *fit* en anglais veut aussi dire « en forme », « en bonne santé », nous avons pensé que le terme était bien choisi.

Le professeur Fletcher et Bob Stead sont les concepteurs de cette FIT Science et ils ont aussi mis au point les instruments permettant de mesurer les différents aspects du comportement humain. Ils ont publié, en 2000, *FITness* et *The FIT Corporation*, deux ouvrages qui détaillent cette théorie.

En résumé, la FIT Science permet d'établir le profil psychologique d'une personne. Elle mesure 5 éléments clés de pensée, nommés « **les constances** » ainsi que 15 aspects différents du comportement, appelés « **les dimensions comportementales** ».

Les constances sont en fait les différentes dimensions de la pensée ; il s'agit de :
- la responsabilité personnelle ;
- l'ouverture d'esprit ;
- la conscience ;
- l'intrépidité ;
- l'équilibre.

Ensemble, elles déterminent la structure psychologique interne d'un individu.

Les 15 dimensions comportementales recouvrent tous les différents aspects du comportement comme « avoir confiance en soi - douter de soi ». Cette première dimension couvre un large spectre d'attitudes qui vont de « trop agressif » à « complètement passif ».
Il y a aussi « entreprenant - attentiste », « rigide - flexible », « audacieux - prudent ». Ce sont quelques-unes des 15 dimensions qui régissent le comportement externe d'un individu.
Selon la FIT Science, une combinaison de ces éléments structurels internes et externes détermine la façon dont chacun se perçoit. Cela rentrera également en ligne de compte pour mesurer comment on s'organise dans la vie et comment on entre en contact avec les autres. La FIT Science s'est révélée beaucoup plus efficace et pointue que toutes les autres théories psychologiques pour étudier et comprendre pourquoi les individus pensent et se comportent de telle ou telle façon.
Mais ce qui est plus important, c'est que la FIT Science permet aux personnes d'améliorer leur vie. Parmi les outils de changement les plus connus et les plus courants, il y a les stages de formation et les thérapies. Ils proposent d'aider les gens à modifier leur façon

de voir les choses, ce qui est extrêmement difficile pour certains. L'inconvénient majeur, c'est que ces méthodes font appel à la volonté. Or il y a des gens qui ne peuvent mobiliser leur volonté suffisamment longtemps pour obtenir un changement. La FIT Science propose une approche différente. Le professeur Fletcher a compris qu'en amenant les gens à changer certaines choses dans leur vie, on modifiait leur façon de voir les événements.

Changer quotidiennement deux ou trois petits éléments grâce au programme « Faire quelque chose de différent », cela n'a l'air de rien, mais en réalité l'impact est énorme. Le changement agit comme une secousse. Cela modifie le regard que l'on a sur soi, et surtout cela nous montre à quel point nous sommes esclaves de nos habitudes.

Comment la FIT Science et le programme « Faire quelque chose de différent » vous conduisent au changement :

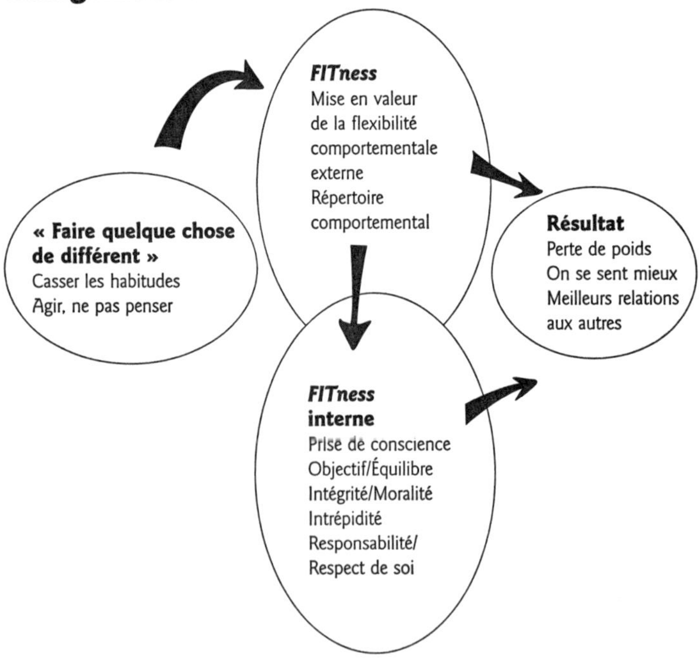

Le programme « Faire quelque chose de différent » agit en profondeur sur le long terme. Le professeur Fletcher a compris que, si les gens changeaient leur comportement quotidien pour devenir plus flexibles ou « adaptables », lentement mais sûrement leur pensée profonde changerait elle aussi. Le plus souvent, on devient plus positif, on ressent moins le stress et on est plus heureux. Ce qui est intéressant, dans cette démarche, c'est qu'elle ne fait pas appel à la volonté, pierre de touche de si nombreux programmes d'amincissement, thérapies ou stages en tout genre.

La flexibilité comportementale, qu'est-ce que c'est ?

Être flexible, c'est avoir la capacité de choisir la solution la plus adaptée sans recourir à l'instinct ni aux anciennes habitudes. Il s'agit de devenir « adaptable ». Plus vous serez flexible, plus il vous sera facile d'accorder votre conduite aux circonstances dans lesquelles vous vous trouverez. Les personnes qui sont flexibles ne sont pas prisonnières de leurs mauvaises habitudes.

La flexibilité c'est :

- **Être capable de changer d'attitude quand c'est nécessaire.**
- **Être capable d'agir après avoir mûrement réfléchi plutôt que par habitude.**
- **Avoir envie d'expérimenter de nouvelles façons de réagir face à des situations nouvelles.**
- **Accepter que les autres ne pensent pas comme vous.**
- **Changer de comportement pour s'ouvrir l'esprit.**

Le programme « Faire quelque chose de différent » ne demande pas à ceux qui le suivent de changer complètement leur personnalité. Le but est de développer les aspects qu'ils n'utilisent jamais afin de devenir plus équilibrés.

Le comportement peut aussi être guidé par les cinq constances, dont l'équilibre et la prise de conscience. Cette nouvelle approche est destinée à aider ceux qui le désirent à obtenir davantage de la vie plutôt que de se replier sur eux-mêmes.

Flexibilité du comportement et perte de poids

La chercheuse Jill Hanson, docteur en philosophie, a réfléchi, sous la direction du professeur Fletcher, au lien qu'il pouvait y avoir entre la santé des personnes étudiées et le profil de leur FIT. Elle s'est penchée en particulier sur la capacité de ces personnes à mettre en place et à mener jusqu'au bout des projets personnels comme faire du sport, faire un régime, boire moins d'alcool.

Elle a mis en évidence la relation qui existe entre le poids de la personne (Indice de masse corporelle : poids/taille × taille) et la flexibilité de son comportement – ce qui a été confirmé par d'autres études menées par le professeur Fletcher et ses collègues. Moins on est flexible, plus l'indice est élevé. Cette constatation est d'une grande importance car elle signifie qu'en améliorant la flexibilité comportementale d'une personne, on peut l'aider à perdre du poids. Les chercheurs se sont alors intéressés aux personnes minces et ont commencé à étudier leur comportement grâce aux outils de la FIT Science. Il est très vite apparu que les personnes minces sont beaucoup plus adaptables et ouvertes dans de nombreux domaines que les personnes en surpoids. Nous avons mis au point un programme destiné aux personnes en surpoids pour leur apprendre à être plus ouvertes et adaptables. C'est alors que nous avons vu ces personnes se mettre à maigrir. En devenant plus flexibles dans leurs attitudes et leurs comportements, elles perdaient du poids.

Ces dernières années, nous avons amélioré et affiné notre programme pour aboutir aujourd'hui au *Régime sans régime*.

La flexibilité et ses bénéfices pour la santé

Avoir un comportement plus adaptable permet d'être plus heureux et de perdre du poids. Cela a aussi des actions plus profondes sur la santé.

Hans J. Eysenck et Ronald Grossarth-Maticek, de l'Institut de psychiatrie de l'université de Londres, ont mené de nombreuses études cliniques à Heidelberg. Ils ont examiné l'efficacité d'une thérapie dans laquelle on demandait aux patients d'élaborer de nouvelles façons de réagir dans des situations difficiles ou douloureuses pour eux. Le simple fait d'envisager qu'il y avait d'autres possibilités comme, par exemple, réagir et accepter de changer, a entraîné une baisse spectaculaire du nombre de maladies graves telles que des cancers et des maladies cardiaques. Autre conséquence, une baisse notable du nombre d'arrêts pour maladie dans les entreprises et d'hospitalisation. Quant aux personnes atteintes de cancer, cela a rallongé leur espérance de vie. De simples changements ont pu améliorer le système immunitaire.

Il est plus bénéfique de « faire quelque chose de différent » plutôt que d'essayer de « penser différemment », simplement parce que les thérapies psycho-dynamiques n'obtiennent pas d'aussi bons résultats et peuvent même être nocives.

Pourquoi est-ce que le *Régime sans régime* marche ?

Pour la plupart des gens, excepté pour une minorité appartenant au corps médical, les choses sont simples : on est trop gros parce qu'on mange trop. On consomme plus de calories qu'on n'en brûle. Voilà pourquoi les personnes en surpoids pensent qu'elles doivent changer leur façon de manger.

Dans un sens, c'est évident, on ne maigrit pas en claquant des doigts, on ne peut pas maigrir si on mange trop. Rien ne peut lutter contre cela.

Cependant, le vrai problème n'est pas là, cela ne se résume pas à une longue chaîne d'acides gras ou de féculents, mais à une longue chaîne d'habitudes. La raison pour laquelle les gens sont en surpoids n'est pas dans leur assiette mais dans la façon dont leurs mauvaises habitudes alimentaires et sportives sont imbriquées. Et toutes ces habitudes sont reliées à d'autres qui n'ont aucun lien avec la nourriture.

Grosso modo, il y a deux types d'habitudes : celles dites proximales, « voisines », et celles dites distales, « éloignées ». Les premières se limitent à un seul aspect de votre vie, comme vous laver les dents, faire le ménage ou faire du vélo. Elles ne sont pas liées à d'autres habitudes. Vous accomplissez ces tâches sans réfléchir, elles sont automatiques et vous font gagner du temps. Les secondes sont très différentes. Elles développent autour d'elles une longue suite d'autres habitudes liées entre elles dans un réseau inextricable. Elles sont parfois si éloignées du problème de fond qu'on ne s'en rend même pas compte. Regarder la télévision, par exemple, est souvent lié au repos, au fait de boire et de manger. Manger et faire de l'exercice entrent aussi dans cette catégorie.

Par exemple, ce que vous mangez pour le déjeuner est la conséquence d'une longue série d'habitudes, cela ne s'interprète qu'en tenant compte du contexte social, de vos attentes, de votre passé, tout cela n'ayant finalement aucun lien avec la nourriture elle-même. Tout est mis en œuvre pour que vous répétiez encore et toujours les mêmes choses. En pratique, cela signifie que lorsque vous choisissez votre menu pour déjeuner, votre choix va être dicté par des dizaines d'années de vieilles habitudes. Comment maigrir alors puisque vous savez que la seule force de votre volonté n'y arrivera pas ? De toute façon, vous n'avez même pas conscience de la moitié d'entre elles, et comme elles sont interconnectées, vous ne vous sentez pas le courage de défaire la toile.

C'est la raison principale de l'échec de la plupart des régimes. Les personnes qui démarrent un régime pensent qu'elles vont perdre du poids en changeant leur alimentation et en faisant du sport. Mais, selon de récentes études scientifiques, la façon de s'alimenter est maintenue en place par un grand nombre de

vieilles pratiques liées les unes aux autres en une longue chaîne, c'est ce qu'on appelle le réseau d'habitudes distales qui ne disparaîtront que lorsque les habitudes qui les maintiennent en place tomberont elles-mêmes.
C'est à cela que s'attaque la programme « Faire quelque chose de différent » pour qu'enfin celles et ceux qui veulent perdre du poids le fassent avec succès sur le long terme.

Ne plus répéter les mauvaises habitudes

Il est parfois très difficile de faire l'inventaire de ses mauvaises habitudes. Les troubles obsessionnels compulsifs (TOC) se produisent quand on n'arrive pas à se débarrasser de mauvaises habitudes déjà bien installées. Ils peuvent être à l'origine de très longues chaînes de comportements répétitifs. Certaines personnes en arrivent à se laver les mains des dizaines de fois par jour, d'autres vérifient sans cesse qu'elles ont bien fermé la porte à clé. La Théorie de la Réponse Contradictoire est l'un des traitements destinés à aider ceux qui souffrent de TOC. Quand il sent que la crise arrive et qu'il doit de toute urgence répéter sa vieille habitude, le patient est encouragé par le médecin à répondre par un autre comportement qui n'a rien à voir avec le premier. Le nouveau comportement risque alors de prendre la place du premier jusqu'à ce que celui-ci disparaisse. C'est, en somme, remplacer une ancienne façon de fonctionner et « faire quelque chose de différent ».
Cette façon de soigner par la réponse contradictoire est couramment employée pour les habitudes proximales, mais elle n'avait jamais encore été utilisée pour se défaire des habitudes distales qui empêchent de perdre du poids. C'est en cela que notre programme représente une avancée majeure dans ce domaine.

En quoi le programme « Faire quelque chose de différent » peut vous aider ?

Il faut partir du principe que, pour maigrir, vous devez d'abord rompre les anciennes habitudes distales. Et vous allez réussir parce que nous allons vous donner les clés vous permettant d'augmenter votre flexibilité comportementale.

On sait maintenant que les habitudes qui gouvernent la vie de nombreuses personnes sont incroyablement résistantes et puissantes, au point que l'on peut dire qu'elles ont pris le contrôle sur elles. La plupart du temps, les gens agissent sans vraiment réfléchir.

Quel pourcentage de votre journée n'est pas dirigé par les habitudes ? Les réponses varient en moyenne entre 0 et 15 % alors que la plupart des psychologues qui ont étudié la question estiment la vraie réponse plus proche de zéro. Que ceux et celles qui pensent contrôler leur vie se le tiennent pour dit. Cela signifie que la plupart des gens passent 85 % de leur temps à être contrôlés par leurs habitudes.

Comme nous l'avons déjà vu, le réseau d'habitudes est responsable de la plupart de nos pensées et de nos actions. Nous utilisons à dessein le terme de « réseau d'habitudes » parce qu'il est vraiment nécessaire que vous compreniez comment ces habitudes sont interconnectées et résistent au changement.

Ce réseau est constitué d'habitudes distales et proximales. En proposant des régimes amaigrissants, les industriels de l'amincissement ciblent les habitudes proximales. Ils vous disent que, pour que le régime marche, vous devez compter vos calories ou faire, ou éviter de faire, des associations alimentaires particulières, ou ne manger que d'un aliment, comme le chou ou la noix de coco, ou éliminer les féculents... Toute une branche de la science s'est conjurée pour vous éblouir de son savoir en diététique, et vous tombez dans le panneau.

Avec un régime riche en graisses et faible en sucres, le corps va produire des cétones, ces molécules fabriquées par le foie qui brûlent les graisses. Les régimes qui privilégient les graisses et interdisent le sucre, y compris le pain et les pâtes, obligent en effet le corps à puiser son énergie dans votre réserve de graisse plutôt que d'utiliser le sucre qui est son carburant naturel. Mais le risque pour la santé est élevé, notamment concernant le taux de cholestérol, car ces régimes sont à base de beurre et de charcuterie. Dans ces cas-là, il faut par ailleurs mesurer régulièrement le taux de cétones dans le sang, ce qui n'est pas évident pour tout le monde. Calculer le taux de sucre dans le sang est une obligation pour les diabétiques, pas pour les personnes qui suivent un régime !

Nous ne nions pas que ces régimes font perdre du poids au début, mais nous disons aussi qu'ils échouent tous à la fin. Sur le long terme cela ne marche pas. Des études scientifiques montrent que ceux qui arrivent à rester au régime longtemps finissent par voir leur courbe de poids stagner, à leur plus grand désespoir. D'après une étude menée sur quatre des régimes les plus connus et publiée en 2005 dans le *Journal of the American Medical Association*, le poids moyen perdu par les personnes qui suivaient le régime Atkins était de 2,1 kg en douze mois. 95 % d'entre elles ont regagné le poids perdu dans un délai d'un à cinq ans (Grodstein, 1996).

L'autre inconvénient majeur des régimes conventionnels, c'est qu'ils font de chaque jour un jour de privation. La personne au régime doit faire preuve d'une volonté à toute épreuve, à chaque instant de la journée.

Le programme « Faire quelque chose de différent » ne vous demandera pas un tel effort de volonté ni autant de sacrifices.

> « On n'a pas demandé aux participants du *Régime sans régime* de modifier leurs habitudes alimentaires ou de faire plus d'exercice, mais ils l'ont fait naturellement, sans faire appel à leur volonté. En rompant simplement avec leur routine habituelle, leur désir profond de perdre du poids ou d'être plus mince a finalement émergé. »
>
> Dr Raj Persaud, *Daily Telegraph*

Comme nous l'avons vu, il faut rompre le réseau de vieilles habitudes pour réussir le programme. Une fois parvenu à cela, les changements sont plus faciles parce qu'ils s'interconnectent. Si les habitudes distales changent, c'est le réseau dans son ensemble qui va changer, la chaîne des habitudes alimentaires sera cassée, elle ira en s'affaiblissant de plus en plus, au lieu, comme autrefois, de se renforcer jour après jour. Un changement permanent est plus facile avec le *Régime sans régime* alors qu'il est impossible avec tous les autres régimes.

S'il vous reste encore des doutes sur l'aspect rationnel de notre programme, réfléchissez à ceci : votre réseau personnel d'habitudes est responsable de presque toutes vos pensées et de presque tous vos comportements. Les habitudes alimentaires et sportives ne sont qu'une petite partie de ce réseau. Alors, posez-vous la question : quel est le programme qui me semble le plus efficace, celui qui prend en considération tous les aspects de ma vie et de ma personnalité ou celui qui m'interdit de manger tel ou tel aliment en me promettant monts et merveilles ?

Le premier choix est évidemment le bon parce que c'est lui qui marchera et vous rendra plus heureux de vivre.

Résumé

- Les problèmes alimentaires n'ont pas grand-chose à voir avec la nourriture.
- Vous êtes trop gros parce que vous êtes prisonnier d'un solide réseau d'habitudes.
- Vous êtes trop gros parce que vous avez suivi des régimes alimentaires.
- En vous focalisant seulement sur la nourriture, vous regardez le problème par le petit bout de la lorgnette.
- En cassant le réseau d'habitudes, vous vous libérerez et vous perdrez du poids.
- Si vous ignorez le réseau d'habitudes et que vous continuez à suivre des régimes traditionnels, vous allez passer votre vie à regagner les quelques kilos que vous aurez perdus.
- Il y a un lien entre la flexibilité comportementale et l'indice de masse graisseuse.
- En aidant des personnes en surpoids à améliorer leur flexibilité comportementale et à adopter de nouvelles façons d'agir, nous les avons aussi aidées à maigrir.
- Elles ont été moins dépressives et moins anxieuses grâce à leur plus grande adaptabilité.
- Elles ont gardé le bénéfice de leur perte de poids, ce qui a joué sur leur moral. Leurs relations aux autres se sont améliorées.
- Des études menées par d'autres chercheurs ont montré que la mise en place de nouveaux comportements réduit de façon très significative les risques de cancer et de maladies cardio-vasculaires.

CHAPITRE V

Arrêtez les régimes et commencez à vivre !

« Les mauvaises habitudes sont des chaînes si fines, qu'au début on ne les sent pas. Mais elles sont un jour si pesantes qu'on ne peut plus les porter. »

Warren BUFFET, milliardaire et gourou des affaires

Bienvenue dans votre nouvelle vie ! Ce n'est pas une promesse en l'air, car ce chapitre marque vraiment le début d'une nouvelle vie pour vous, une vie dans laquelle vous allez enfin pouvoir contrôler votre poids.
Si vous avez lu ce livre attentivement depuis le début, vous savez désormais que vos habitudes modèlent et contrôlent votre vie. Comme disait Aristote, « Nous sommes ce que nous répétons sans cesse. »

Le *Régime sans régime* vous aidera à maigrir et la perte de poids sera durable.

Comment suivre le programme

Vous allez découvrir cinq étapes essentielles, cinq phases. Les quatre premières phases durent une semaine chacune. Ce n'est pas grave si vous dépassez d'un jour ou deux, le plus important est de respecter l'ordre des différentes étapes qui vous sont proposées. Il vaut mieux mettre neuf jours en suivant attentivement le programme que de le bâcler en sept. Cela dit, il est vivement conseillé d'accomplir le programme en sept jours car cela augmentera vos chances de perdre du poids.

La phase finale est destinée à consolider tous les progrès que vous aurez faits les quatre semaines précédentes. Elle est aussi intéressante et importante que les premières.

Une fois que vous aurez atteint ce premier but, vous devrez vous engager vis-à-vis de vous-même à suivre le *Régime sans régime.* C'est tout ce qu'on vous demande, parce que si vous le suivez jusqu'au bout, vous perdrez du poids. Ce programme paraît simple et il l'est. Il a été mis au point après des années de recherches pointues. Franchissez les étapes une par une en respectant la chronologie. Et même si parfois cela peut prêter à sourire, chacune de ces étapes a sa raison d'être et son sens profond. Vous en tirerez les bénéfices dans les jours et les semaines à venir.

Le pouvoir de l'amitié

Ne sous-estimez jamais le pouvoir de l'amitié. Ce sera plus facile pour vous de suivre le programme à deux, avec un(e) ami(e) ou un(e) collègue. Cela vous aidera à vaincre les obstacles qui s'opposent à la rupture des mauvaises habitudes. Quand on est deux, on se soutient mutuellement. La plupart des habitudes qui nous freinent sont en relation avec l'extérieur. Les gens attendent de vous un certain type de réaction parce que c'est comme cela qu'ils vous ont toujours connu, mais il ne faut pas que cela vous freine sur la voie du changement. Expliquez ce que vous faites et pourquoi vous le faites, dites-leur que c'est la meilleure occasion que vous ayez jamais eue de faire ce dont vous avez envie. Cela profitera à tous car vous serez plus épanoui et plus rayonnant. Peut-être que cela les tentera eux aussi d'essayer ! Ce sera du reste beaucoup plus facile de suivre le programme à plusieurs. Et pourquoi pas, vous créerez peut-être dans votre quartier le club du *Régime sans régime*.

Avant de démarrer le programme, nous allons en voir les grandes lignes ensemble, phase après phase :

Phase 1 : se préparer

Cette phase va vous préparer à rompre avec vos habitudes. À chaque fois que vous cassez la routine, vous fragilisez la toile d'araignée, le réseau qui vous englue. C'est une étape importante sur la route de l'amaigrissement.

Pour y parvenir, nous vous demanderons :

- De faire chaque jour quelque chose de nouveau, comme écrire votre journal pendant quinze minutes, ou ne pas regarder la télévision pendant une journée.
- D'accomplir, pendant cette première semaine, deux missions de votre choix parmi celles que nous vous proposerons. Vous pourrez réaliser ces deux missions le jour qui vous convient le mieux. Ce n'est pas très compliqué, c'est seulement nouveau. On vous proposera, par exemple, d'écouter une nouvelle radio ou d'aller seul au cinéma.

Phase 2 : casser les habitudes quotidiennes

Notre relation aux autres est gouvernée par des habitudes profondément ancrées en nous. Elles sont tellement incrustées qu'elles limitent sérieusement notre liberté d'action. Nous réagissons souvent aux autres sans prendre le temps de réfléchir vraiment à ce que nous pensons ou ressentons. C'est une habitude qui n'est pas forcément mauvaise, mais cela montre seulement combien nous sommes enfermés dans ce circuit.

Non seulement le *Régime sans régime* vous aide à maigrir mais il est positif pour vous car il a été testé scientifiquement et il est fondé sur des principes psychologiques.

Avez-vous déjà remarqué à quel point le sourire est contagieux ? Si quelqu'un vous sourit, il est impossible de ne pas répondre. Sourire aux autres est une excellente habitude, mais vous en avez certainement toute une collection de mauvaises qui limitent, chaque jour, votre champ d'action. Ainsi, dans de nombreuses situations, vous répondez toujours de la même façon. Cela signifie que vous êtes sans cesse en train de réagir à ce que font les autres plutôt que de mener votre propre vie. Afin de donner libre cours à vos envies propres, vous devez modifier votre attitude et choisir enfin ce que vous voulez faire. C'est ici qu'intervient la Phase 2. Elle va vous aider à modifier votre comportement quotidien. Car vous n'êtes pas condamné à vivre dans la routine toute votre vie et à répéter sans cesse les erreurs passées !

Tout ce que nous vous demandons est de vous comporter un peu différemment chaque jour dans sept domaines que nous appelons des dimensions comportementales :
Être sûr de soi/Douter de soi
Calme-Relaxé/Énergique-Dynamique
Rigide/Flexible
Spontané/Méthodique
Introverti/Extraverti
Conventionnel/Non conventionnel
Individualiste/Collectif

Le but est de casser vos réflexes dans ces domaines. Ne soyez pas inquiet, nous vous donnerons un peu plus loin tous les détails nécessaires.

> En plus de vous aider à maigrir, le *Régime sans régime* est positif pour vous car il remplace vos mauvaises habitudes par de bonnes.

Comment faire ?

Chaque semaine, nous vous proposerons sept nouvelles activités à faire chaque jour. Nous appelons ces activités, des missions. Elles sont simples et n'imposent pas de véritables contraintes. Si, dans la vie courante, vous êtes plutôt quelqu'un qui doute de soi, qui hésite et se tient en retrait, nous vous demanderons d'être plus sûr de vous pour défendre votre point de vue. Il ne s'agit pas de vous faire gaspiller votre énergie dans un face-à-face désagréable, mais simplement de vous aider à modifier l'habitude que vous avez d'être toujours en retrait. C'est simple !
Durant la Phase 2 vous pouvez perdre 1 kg.

Phase 3 : changer les habitudes et prendre le contrôle de votre vie

Quand vous abordez cette phase, vous commencez à être prêt à rompre avec vos anciennes mauvaises habitudes car vous êtes devenu plus flexible. Si vous craquiez souvent devant le frigo, ce phénomène va s'estomper. Peu à peu, vous allez être moins attiré par une alimentation qui n'est pas saine pour vous. Vous aurez plus d'énergie et vous commencerez à percevoir ce que la vie est prête à vous offrir. Vous pouvez, lors de cette phase, perdre 1 kg.
Lorsque vous en êtes à la Phase 3, vous regardez vos mauvaises habitudes et vous mesurez leur impact sur votre vie. Pour cela, vous disposez de quelques questionnaires, des quiz qui vous permettront de personnaliser le *Régime sans régime*. C'est à la fois très simple et très efficace. Le but étant de perdre du poids en vivant mieux et en ayant une vie plus intéressante.

En résumé

- **Faire quelque chose de nouveau chaque jour pour changer votre rapport aux autres.**

• **Faire deux missions supplémentaires, comme éteindre votre portable toute une journée, aller marcher 30 minutes, faire le vide dans vos placards...**

Phase 4 : cibler les vrais problèmes pour accomplir votre transformation

Au cours de cette étape, les habitudes négatives les plus résistantes commencent à se détacher une par une. Alors qu'elles disparaissent, vous commencez, sans vous en rendre compte, à adopter une nouvelle façon de vivre beaucoup plus saine. Non seulement cela va se faire tout seul et sans mal, mais en plus vous allez vous amuser. À la fin de la Phase 4, vous aurez perdu environ 3 à 4 kg et votre vie sera bien plus agréable qu'avant !

L'objectif de la Phase 4 est de casser, une fois pour toutes, vos vieux schémas de fonctionnement. La plupart des gens pensent et agissent selon des modèles qui ont toujours gouverné leur vie, car même nos pensées peuvent être gouvernées par l'habitude. C'est ainsi que l'on arrive à perdre le contrôle de son propre poids. La Phase 4 s'attaque aux habitudes mentales qui, si souvent, nous conduisent à adopter des idées négatives. Vous avez sans doute déjà ressenti déprime et culpabilité parce que vous avez interrompu un régime. Cet engrenage, culpabilité, anxiété, dépression, est trop souvent mis en place par habitude, c'est à cela que la Phase 4 va s'attaquer.

Les Phases 1, 2 et 3 démarrent le processus, la Phase 4 le complète et vous permet de modifier vos pensées négatives profondes afin de travailler pour vous et non pas contre vous.

> En plus de vous aider à maigrir, le *Régime sans régime* est positif pour vous car il concerne la personne dans son ensemble.

Au fur et à mesure que le processus avancera, vous deviendrez de plus en plus flexible et « adaptable ». Vous ne vous laisserez plus diriger par vos vieilles habitudes, vous ne serez plus prisonnier du passé, vous serez absolument libre de prendre les meilleures décisions. Concrètement, vous ne tournerez plus sans fin dans un cercle infernal fait de régimes démarrés puis interrompus. À la place, vous perdrez du poids sans effort et vous aurez en main les cartes d'une vie nouvelle.

Pour renforcer cette transformation profonde, vous devrez :

- **Agir différemment avec une personne.**
- **Vous conduire différemment dans une situation quotidienne.**

Nous vous guiderons pas à pas dans ce processus.

Phase 5 : sceller vos progrès pour la vie

À la fin du programme de 28 jours, nos patients continuent à perdre du poids. C'est l'un des aspects les plus surprenants du *Régime sans régime*. En effet, si vous suivez attentivement les quatre phases du programme, vous continuerez à maigrir durant les semaines et les mois suivants. Toutefois, si vous adoptez de nouvelles mauvaises habitudes, il est certain que cette perte de poids ralentira et même s'arrêtera.

D'où l'importance de la Phase 5, qui est destinée à prévenir un retour en arrière. Ce n'est pas un programme rigide ou que vous devrez suivre pas à pas, c'est plutôt un ensemble d'outils qui vous permettront d'éviter de tomber dans le piège d'un nouveau cercle de mauvaises habitudes.

Parmi ces outils, vous trouverez un questionnaire à remplir chaque mois. Nous vous suggérons de le lire en compagnie d'un ou d'une amie. Chacun coche les habitudes de l'autre, cela permet de réagir à temps avant qu'elles ne soient vraiment installées et n'influencent votre vie.

Ce questionnaire, comme les autres outils proposés dans ce chapitre, vous encouragera à « Faire quelque chose de différent » le plus souvent possible. Car vous savez maintenant que pour rester mince, vous devez continuer à casser l'ancienne routine.

Et finalement...

Avant de plonger dans le *Régime sans régime*, essayez de répondre aux questions ci-dessous. Elles vous aideront à clarifier vos pensées et vous permettront de tirer le meilleur parti du programme. Cela ne devrait vous prendre que deux minutes. Lisez chaque question attentivement et répondez par « Vrai » ou « Faux ».

Répondez sans réfléchir trop longtemps, c'est ce qui vient immédiatement à l'esprit qui reflète souvent le fond de votre pensée.

1. Ce que je connais me rassure.
Vrai/Faux
2. Je n'aime pas la nouveauté.
Vrai/Faux
3. Je ne vois pas de raison de changer.
Vrai/Faux
4. J'ai des défauts mais je m'en accommode très bien.
Vrai/Faux
5. Je ne suis pas quelqu'un qui change beaucoup.
Vrai/Faux
6. Je n'ai pas besoin d'évoluer et de faire de nouvelles expériences.
Vrai/Faux

L'interprétation des résultats

- Si vous n'avez coché que des réponses « Faux » ou seulement une ou deux réponses « Vrai », c'est que vous êtes prêt à passer à la Phase 1 du programme. Vous avez tout ce qu'il faut pour le réussir pleinement.
- Si vous avez répondu « Vrai » à trois questions ou plus, cela signifie que vous devez envisager de vous ouvrir davantage à l'idée de casser vos habitudes. Surtout ne croyez pas que vous êtes nul ! Vous venez de faire un pas très important en découvrant cela, vous allez pouvoir justement adapter le *Régime sans régime* à vos propres besoins. Vous n'avez pas échoué, vous avez seulement découvert que vous n'optimisez pas vos progrès.

Chaque étape que vous franchissez, même si vous êtes persuadé d'avoir échoué, prépare le passage vers l'étape suivante et vous conduit vers la minceur. Cela veut dire aussi que vous devrez faire plus d'efforts pour vous ouvrir au changement. Pour cela, le plus simple est de commencer par la Phase 1. Quand vous l'aurez terminée, faites le questionnaire à nouveau, il est probable que vos réponses auront évolué et vous découvrirez que vous avez fait de gros progrès. Dans ce cas, vous pourrez passer à la Phase 2. Nombreux sont ceux qui pensent qu'ils sont incapables de changer et qui ont peur du changement. La Phase 1 vous montrera que vous pouvez casser vos habitudes et vous ouvrir à de nouvelles façons de penser, de sentir et de vous comporter. Et comme nous vous l'avons déjà expliqué, c'est ce processus qui est à la base du changement.

Récapitulons :
• Si vous avez répondu « Vrai » une ou deux fois, allez-y ! Commencez la Phase 1.
• Si vous avez plus de deux « Vrai », commencez la Phase 1 et quand vous l'aurez terminée, faites le questionnaire à nouveau, saluez les progrès que vous avez faits et le changement qui s'est déjà accompli en vous !

Résumé

• Le *Régime sans régime* est divisé en cinq phases. Les quatre premières ont pour fonction de casser les habitudes qui gouvernent votre vie quotidienne, vos façons de réagir et de vous comporter, votre façon de penser. Casser ces habitudes vous fera perdre naturellement 3 à 4 kg pendant les 28 jours du programme.

• Vous continuerez à maigrir pendant plusieurs semaines après la fin du programme.

• La Phase 5 ancrera le programme en vous afin d'éviter que les mauvaises habitudes ne réapparaissent et ne reviennent contrôler votre vie. Cela vous garantit que vous perdrez votre excès de poids jusqu'au moment où vous atteindrez votre poids de forme.

Chapitre VI

Phase 1 : se préparer

« Rien n'est plus puissant qu'une habitude. »

OVIDE

Voici ce que vous devez faire pour enclencher le processus :
Faites ce qui vous est demandé chaque jour. Ne ratez aucune étape, le programme est conçu pour que vous fassiez la Phase 1 en une semaine. Un espace au début de chaque étape est destiné à recevoir la date du jour, cela vous permet aussi de mesurer vos progrès.
Si, un jour, vous ne pouvez pas suivre le programme, ne vous inquiétez pas, reprenez exactement où vous en étiez, ne sautez pas cette étape, chacune est essentielle dans la réussite du programme.
N'oubliez pas que vous devrez rajouter deux « missions » supplémentaires avant la fin de la Phase 1. Même si vous manquez de temps, ne bâclez pas ! Vous seriez votre propre victime, ce programme est conçu dans votre intérêt.

Témoignage

Lucy, 28 ans, a perdu 5 kg grâce au *Régime sans régime*. Elle est désormais à son poids idéal. Et pourtant ce n'était pas gagné, elle a failli échouer dès la première étape. Ne pas regarder la télé tout le temps était son plus gros défi pendant toute la durée du programme.

« J'ai cru que je n'y arriverais jamais, la première heure je ne savais pas comment m'occuper, c'était terrible ! Je me suis plantée devant le miroir et je me suis imaginée sans mes kilos en trop. Cela m'a aidée. Je savais que si je tenais bon, ce serait gagné !

J'ai ensuite appelé ma mère et j'ai parlé avec elle pendant une heure, pendant ce temps, je ne pensais pas à la télé. J'ai fait du ménage, j'ai jeté mes livres de régime et planifié un voyage que j'avais envie de faire, puis j'ai fait couler un bain dans lequel je me suis prélassée un long moment. J'avais allumé des bougies et mis de la mousse dans le bain. J'ai passé une nuit calme, j'ai très bien dormi, beaucoup mieux que lorsque je passais la nuit à zapper. En fait, le moment le plus difficile a été d'éteindre la télé ! Après, c'était très simple. »

ÉTAPE 1

Date :

....

VOTRE MISSION AUJOURD'HUI :
Ne pas regarder la télévision pendant toute la journée et éteindre la radio

Nous savons que c'est difficile, mais cette étape est indispensable. Passer des heures avachi devant la télé est une habitude que vous avez acquise sans même vous en rendre compte. Nous ne vous disons pas que regarder la télé rend gros (même si, en 2004, le professeur Manfred Spitzer, neuroscientifique à l'université d'Ulm en Allemagne, a découvert une relation directe entre le fait de regarder la télévision de façon excessive et des décès dus à l'obésité, un taux important de cholestérol, une tension élevée ou du diabète).

Ce que vous devez comprendre, c'est qu'en étant prisonnier de vos habitudes, vous allez avoir beaucoup de mal à maigrir. Et regarder la télé est une habitude très puissante. Vous connaissez le phénomène par cœur : vous rentrez du boulot, vous posez vos affaires, vous allumez la télé et... vous la regardez et la regardez, encore et encore. Vous savez que vous avez bien d'autres choses à faire, mais vous ne pouvez pas vous décoller de l'écran. Alors vous restez devant, ce soir, et demain et après-demain.

Voilà comment les mauvaises habitudes se mettent en place et s'incrustent. Pourtant, à part quelques émissions de qualité, la plupart des programmes sont très ennuyeux, mais le problème c'est que nous regardons sans même réfléchir, tant nous sommes conditionnés. Regarder la télévision consciemment et intelligemment est une chose, être avachi sur son canapé et regarder l'écran sans réagir en est une autre, cela devient une activité abrutissante qui permet à toutes vos mauvaises habitudes de rester en place.

Le vrai plaisir vient quand on s'engage activement dans sa vie. Croyez-le ou pas, mais la majorité des gens disent qu'ils sont plus stimulés et ont plus de satisfaction quand ils travaillent que quand ils regardent la télé.
Regarder la télévision est une occupation qui « mange la vie » sans que l'on s'en rende compte.

En l'allumant, c'est vous que vous éteignez !
À moins que vous ne regardiez un film ou une émission intéressants, qui fassent appel à votre réflexion, les heures que vous passez devant l'écran sont du temps perdu. Vous l'avez perdu et vous ne le retrouverez jamais. Alors, posez-vous la question sincèrement : les programmes de télévision sont-ils tous si passionnants que vous ne puissiez pas éteindre votre poste pendant une journée ? Profitez de ces moments que vous avez libérés pour faire autre chose, comme par exemple l'une de ces nouvelles missions que nous vous proposons. Vous pouvez aussi passer un coup de fil, car communiquer avec les autres est plus constructif que d'être face à sa télé. Et n'oubliez pas : non seulement vous êtes en train de vous débarrasser d'une mauvaise habitude, mais en plus vous perdez du poids !

VOS AUTRES MISSIONS CETTE SEMAINE : « Faire quelque chose de différent ! »

Avant la fin de cette semaine, vous devrez avoir accompli deux missions parmi celles figurant sur la liste suivante. Choisissez plutôt celles que vous ne feriez pas de vous-même ou qui vous tentent le moins *a priori*. L'idée est de faire quelque chose de nouveau pour casser vos habitudes et vous faire sortir de votre petit confort habituel. Elles sont toutes faciles à réaliser mais plus vous mettrez d'énergie à faire quelque chose qui ne vous ressemble pas, plus vous en tirerez de bénéfice.
Cochez maintenant deux missions dans cette liste et souvenez-vous, ne choisissez pas des choses que vous avez l'habitude de faire !

Missions à réaliser	Date prévue	Mission réalisée le
1. Journaux En changer ou ne plus en acheter		
2. Magazine Acheter et en lire un nouveau		
3. Radio L'écouter à nouveau ou changer de fréquence		
4. Nourriture Manger quelque chose de nouveau		
5. Voyage Changer votre trajet habituel ou visiter un lieu nouveau		
6. Réunion publique Assister à une réunion publique Exemple : le conseil municipal		
7. Sport Essayer le ping-pong, le yoga, la natation, le cricket…		
8. Peindre ou dessiner Pinceaux, feutres, crayons…		
9. Assister à une rencontre sportive Celle de votre choix		
10. Œuvre humanitaire Aider les autres		
11. Corvées ménagères Attaquez vous à ce que vous évitez d'habitude		
12. Lire Un livre ou un journal que vous ne lisez pas d'habitude		

13. Écrire une histoire Thème et longueur au choix		
14. Exercice physique Faites quelque chose de nouveau		
15. Cinéma Aller voir un film, même seul		
16. Contact Renouer avec un vieil ami		
17. Shopping Dans un lieu nouveau		
18. Musée, exposition Visiter celui ou celle de votre choix		
19. Bouger Changer de place, à la cantine, dans les réunions, dans le bus...		
20. Vocabulaire Apprendre dix nouveaux mots		
21. Conflit Faire le premier pas		
22. Faire du vélo		
23. Jouer À un jeu d'enfant comme « 1, 2, 3... soleil ! »		
24. Apprendre la méditation		
25. Conduire sans s'énerver...		

ÉTAPE 2

Date :

....

VOTRE MISSION AUJOURD'HUI :
Vous avez 15 minutes pour écrire ce que voulez

Les listes de courses ne comptent pas ! Nous voulons que vous écriviez quelque chose que vous n'avez pas l'habitude d'écrire, une histoire, un poème ou le début de votre propre histoire... Et pourquoi ne pas en profiter pour démarrer un journal ?
Écrire est un bon moyen de rassembler ses esprits et de se concentrer. Cela vous aidera à clarifier vos objectifs et la façon dont vous avez envie de vivre. Vous pouvez, par exemple, décrire la personne que vous voudriez être dans un an, ce que vous voyez par la fenêtre, votre chambre, les dernières personnes que vous avez rencontrées ou encore votre journée d'hier...
Ce sont les premiers mots les plus difficiles, alors, lancez-vous, le reste va suivre, nous le savons d'expérience. Écrivez durant 15 minutes et vous aurez franchi un nouveau pas en cassant vos habitudes, en détendant votre esprit et en perdant du poids.

Voici quelques-unes des excuses invoquées le plus souvent pour ne pas changer et pour affirmer qu'on ne peut pas « Faire quelque chose de différent » :
J'ai du mal à m'adapter ou à changer.
Je n'ai vraiment pas la tête à cela en ce moment.
Je changerai quand ma situation s'améliorera.
Si j'avais plus d'argent (amis, temps...), je pourrais changer.
Mon passé m'empêche de changer. C'est à cause de mon enfance.
Les autres m'empêchent de changer. J'ai mes parents (enfants, partenaire...) à charge, je n'ai plus ni temps ni énergie pour m'occuper de moi.

Ce ne sont que de faux prétextes, des obstacles dictés par l'habitude, mais une fois que vous en avez pris conscience, vous pouvez en faire un atout. En les identifiant pour ce qu'ils sont, vous pouvez commencer à changer.
Du reste, le changement a déjà commencé et dans 25 jours vous serez vraiment différent et plus mince.

ÉTAPE 3

Date :

....

VOTRE MISSION AUJOURD'HUI :
Ne pas boire votre boisson préférée

Si, de coutume, vous buvez du thé, du café ou des sodas, pas une goutte de ces boissons ne franchira vos lèvres aujourd'hui. Essayez l'eau fraîche. Votre corps vous réclamera sans doute sa caféine habituelle, c'est normal, c'est le signe d'une addiction chimique, c'est aussi le signe que votre corps se rebelle contre la rupture avec une habitude particulièrement puissante.

L'habitude de boire du thé et du café est particulièrement difficile à combattre. Depuis de nombreuses années vous avez pris ce réflexe que vous reproduisez chaque jour à la même heure. Comme la plupart des gens, vous tombez de votre lit, l'esprit encore embrumé, et il n'y a que votre tasse de café ou de thé qui peut vous remettre les idées en place.

Rompre avec cette habitude vous semble impossible. Mais, à force de reproduire toujours le même geste tous les matins, vous allez finir par ressembler à un rat de laboratoire. Entre la télécommande de la télévision, votre machine à café, votre théière et vos livres de régime, vous êtes envahi par vos habitudes. Ce réseau fait la loi dans votre vie, la seule façon de vous libérer, c'est de casser vos habitudes une par une.

Vos autres missions cette semaine

Mais non, n'ayez pas peur, nous n'allons pas rallonger la liste, mais simplement vous rappeler que vous devez penser aux deux missions au choix (voir pp. 83-84), vous vous souvenez ?

Si elles sont déjà programmées c'est bien, si elles sont déjà réalisées, c'est encore mieux !

ÉTAPE 4

Date :

....

VOTRE MISSION AUJOURD'HUI :
Faire une promenade de 15 minutes en pensant à votre vie et à vos projets

Prenez vraiment le temps de faire cette balade, pas seulement de l'incorporer à votre routine quotidienne. Programmez-la un jour ou deux à l'avance afin d'être sûr de la faire. Si vous êtes plutôt du genre matinal, levez-vous un peu plus tôt que d'habitude ; si vous êtes plutôt lève-tard, c'est le moment ou jamais de rompre avec vos habitudes et de vous tirer du lit de façon plus matinale. Vous pouvez aussi marcher durant votre pause déjeuner ou après votre travail. Nous avons remarqué que c'est un moment très apprécié par la plupart de nos patients. Si c'est votre choix, débarrassez-vous de votre sac et de vos courses chez vous et ressortez aussitôt. Cela vous empêchera de vous replonger automatiquement dans vos habitudes.
Marcher est la formule antistress idéale. Nous sommes faits pour marcher ! Prenez votre temps, inutile de marcher vite, vous avez devant vous 15 minutes pour laisser libre cours à vos pensées. Au bout de quelques minutes, vous allez mesurer comme vos idées sont claires, la fatigue et le poids de la journée s'effacent, vous vous sentez de nouveau plein d'énergie.

Joshua, un de nos patients, a découvert les bienfaits de la marche en faisant le *Régime sans régime*. Avant cela, il se comparait volontiers à un légume, toujours vautré sur son canapé devant la télé. Joshua a changé de vie, la marche l'a revigoré et, pourtant au début, il était franchement hostile. Mais le deuxième jour, il a décidé de refaire une promenade de 15 minutes, son petit tour de quartier, juste après son travail. D'abord, il a perdu 16 kg, mais

surtout cela lui a permis d'établir un contact avec Peter, son fils de 7 ans, atteint du syndrome d'Asperger, une forme d'autisme. Peu à peu, Joshua a emmené Peter faire sa promenade quotidienne. Peter, qui avait des problèmes de comportement et du mal à apprendre, s'est mis à attendre impatiemment ce moment passé avec son père. Rapidement, son comportement s'est amélioré et, au bout de quelques mois, la différence était notable, ce n'était plus le même enfant. C'est un bénéfice inattendu du *Régime sans régime*. Joshua nous a dit que le *Régime sans régime* avait changé toute sa vie : « Chaque jour, j'essaie de faire quelque chose de nouveau. C'est à la fois simple et profond, j'en parle à tout le monde. Je suis ravi d'avoir perdu 16 kg, mais surtout, j'ai l'impression d'avoir recommencé à vivre ! »
L'histoire de Joshua vous montre à quel point une simple mission, comme cette balade de 15 minutes que nous vous demandons de faire, peut avoir des conséquences fondamentales et inattendues dans votre vie. Un petit changement entraîne une cascade de nouveautés dont la perte de poids n'est que l'un des aspects bénéfiques.

Préparez la journée de demain

Votre mission de demain est de vous lever une heure plus tôt que d'habitude, n'oubliez pas votre réveil ! Après votre petite promenade, couchez-vous plus tôt pour être en forme demain.

Vos deux autres missions de la semaine

Avez-vous accompli les deux missions supplémentaires au choix ? Si c'est fait, n'oubliez pas de les cocher sur votre liste (pp. 83-84). Sinon, dépêchez-vous !

ÉTAPE 5

Date :

....

VOTRE MISSION AUJOURD'HUI : Vous lever une heure plus tôt

Plus on se lève tard, plus on adopte facilement de mauvaises habitudes. Celles-ci adorent les paresseux et les lève-tard, celles et ceux qui attendent le dernier moment pour sortir du lit.

Le réveil sonne, vous vous levez machinalement, vous mettez le café en route, vous vous lavez les dents et vous faites votre toilette encore à moitié endormi.

On dirait un robot, vous êtes préprogrammé pour accomplir tout cela, les yeux encore fermés. Votre routine matinale est devenue complètement rigide car vous ne consacrez pas une seule minute à penser consciemment à ce que vous êtes en train de faire.

Si votre réveil sonne au dernier moment, vous êtes certain de sortir du lit de mauvaise humeur et déjà stressé. Vous avez à peine le temps de faire votre toilette et d'avaler un morceau, vous savez déjà que vous vous êtes levé du pied gauche. Au lieu d'avoir prise sur votre vie et d'avoir l'initiative, vous êtes attentiste, vous subissez les événements.

Alors, levez-vous plus tôt et prenez le contrôle de votre vie !

En vous levant plus tôt, vous prendrez une longueur d'avance sur votre programme de la matinée, vous aurez davantage de temps, donc moins de stress, et vous n'aurez plus besoin de recourir à votre routine matinale habituelle.

C'est ce que vous allez faire aujourd'hui. Vous allez consacrer plus de temps à ce que vous faites d'habitude chaque matin en courant. Prenez un vrai petit déjeuner. Asseyez-vous à table au lieu d'avaler votre tartine debout sans mâcher, faites-vous un vrai café ou du thé avec des feuilles de thé, pas un sachet. Prenez un bain, au lieu d'un aller-retour sous la douche. Achetez le journal sur le chemin de votre bureau, réfléchissez à tout ce que vous avez fait ce matin alors que d'habitude, à cette heure-là, vous dormez encore. Admirez le lever du soleil, voyez comment la brume se lève et comment peu à peu le jour succède à la nuit. Chaque matin est un nouvel émerveillement.

> En plus de vous aider à maigrir, le *Régime sans régime* est bénéfique pour vous parce qu'il améliore votre vie au lieu de la restreindre.

Vous pouvez utiliser cette heure supplémentaire de multiples façons. Vous pouvez faire du ménage, ou lire ou écrire une lettre, l'important est de faire quelque chose que vous ne faites pas tous les jours.

Si vous prenez toujours votre petit déjeuner avant de faire votre toilette, faites l'inverse aujourd'hui.

Si vous partez à votre travail en laissant votre bol dans l'évier, prenez le temps de faire la vaisselle.

Si vous allumez la télévision dès que le réveil sonne, mettez la radio ou un CD.

Faites quelque chose de différent.

Le but de cette mission n'est pas de vous priver d'une heure de sommeil. Au contraire, nous voulons vous prouver que vous êtes capable d'apporter des changements dans votre vie. Bien sûr, avancer son réveil d'une heure, ce n'est pas une révolution, c'est un petit changement, mais nous n'en sommes qu'au début et les petits ruisseaux font les grandes rivières. Vous êtes en train de mettre en place un changement permanent, pour une perte de poids durable. Toutes les missions que nous vous prescrivons dans le *Régime sans régime* sont destinées à vous aider à défaire votre réseau d'habitudes. Elles vous aideront également à prendre conscience du nombre incalculable de choses que vous faites machinalement sans réfléchir. En devenant conscient de ce phénomène, et en le cassant, vous créez les conditions idéales pour qu'un changement durable intervienne.

Même si, aujourd'hui, vous n'avez pris que quelques nouvelles décisions, vous ressentez peut-être une petite gêne, vous vous sentez désemparé. C'est normal, ce sont vos vieilles habitudes qui se rappellent à votre bon souvenir. Faire toujours la même chose, jour après jour, a des côtés confortables. Mais c'est aussi un piège. Ce que vous allez faire aujourd'hui va fragiliser le réseau d'habitudes. Chaque jour qui passe, chaque nouvelle décision que vous prenez, affaiblit la routine et renforce votre volonté. Félicitez-vous !
Aujourd'hui, vous avez fait un grand pas en avant.

Avancer en douceur

Avez-vous accompli les deux missions supplémentaires qui vous étaient prescrites ?
Si oui, cochez-les sur la liste (voir pp. 83-84).
Sinon, choisissez-les maintenant et programmez-les au plus vite.

ÉTAPE 6

Date :

....

VOTRE MISSION AUJOURD'HUI :
Faire la liste de tout ce que vous voulez faire cette année

Plus votre rêve est grand, plus votre vie changera. Mais n'oubliez pas non plus d'écrire les petits souhaits que vous avez.
Se concentrer sur ses objectifs entraîne davantage de chance de les réaliser. Voici quelques questions qui vous aideront à vous concentrer, mais souvenez-vous, ces objectifs sont les vôtres, alors écrivez ce que vous voulez !

- **Combien aimeriez-vous peser l'année prochaine ?**
- **Comment aimeriez-vous développer vos relations avec les autres l'année prochaine ?**
- **Où voudriez-vous habiter ?**
- **Comment imaginez-vous la suite de votre carrière ?**

Faites une liste des étapes concrètes à franchir pour atteindre ces objectifs. La liste peut être longue, ne vous découragez pas, on ne vous demande pas de passer à l'action tout de suite. L'idée est de vous permettre de réfléchir librement sans que vous avanciez toujours les mêmes prétextes pour ne pas changer. Peut-être que ce ne sont que des rêves, mais on a besoin de rêve pour vivre ! Si vous arrivez à perdre l'habitude de mettre des obstacles à vos rêves, vous aurez fait un grand pas en avant !

Vos autres missions de la semaine

Avez-vous fait les deux missions supplémentaires que nous vous demandions de faire ?
Vous devez les avoir faites avant demain soir.
Si elles sont déjà faites, vérifiez que vous les avez cochées sur la liste (voir pp. 83-84).

ÉTAPE 7

Date :

....

VOTRE MISSION AUJOURD'HUI :
Faire une bonne action, quelque chose qui va améliorer la vie de quelqu'un

Un geste d'attention, voilà le plus beau cadeau que vous puissiez faire à quelqu'un. C'est votre mission du jour. Pas besoin de faire un acte de bravoure ou un cadeau hors de prix. C'est quelque chose de très simple comme aider un collègue à ranger des dossiers ou votre voisine à porter son sac de courses, ou donner un coup de main à quelqu'un de votre entourage. Si vous venez de finir un livre que vous avez adoré, pourquoi ne pas le déposer sur un banc ou sur votre siège en descendant du bus, pour qu'il profite à quelqu'un ?
Pensez à vos amis, à votre famille, à vos voisins. Comment pouvez-vous améliorer leur vie ? Il y a sûrement un petit quelque chose qui ensoleillerait leur journée. Il s'agit de donner pour le plaisir de donner, sans attendre quoi que ce soit en retour.
Pensez à votre collègue débordé et allez lui chercher un café, pensez à votre vieille voisine qui vit seule et laissez-lui votre numéro de téléphone en cas d'urgence. Vous serez payé au centuple, et inutile de vous vanter de ce que vous faites pour les autres.
Il y a plusieurs années, je me suis foulé la cheville en marchant dans la rue. Un adolescent m'a conduit dans la boutique du coiffeur chez qui il travaillait et m'a fait asseoir. Il m'a proposé une tasse de café. Pour lui, c'était tout naturel, mais son geste m'a fait chaud au cœur. Cela fait longtemps que j'ai oublié la souffrance de ma cheville, en revanche, je me souviens très bien du sentiment de gratitude que j'ai éprouvé à son égard, alors, si vous croisez quelqu'un qui a besoin d'un coup de main, aidez-le.

Sans vouloir trop insister...
Avez-vous vraiment fini vos deux missions supplémentaires ?
Sinon, c'est aujourd'hui la dernière limite !
Et n'oubliez pas de les cocher sur la liste (voir pp. 83-84).

Évaluation de la Phase I

Question : combien de missions avez-vous réalisées ?

I 2 3 4 5 6 7 (Entourez le chiffre correspondant)

Multipliez-le par 3 et écrivez votre score ici : ...18...

Question : combien de missions supplémentaires avez-vous accomplies ?

I 2 (Entourez le chiffre correspondant)

Doublez ce chiffre et écrivez votre score ici : ....

Additionnez les deux scores et reportez le total ici :
....

Question : Avez-vous fait une pause pendant cette semaine ?
Vous a-t-il fallu un ou deux jours supplémentaires ?
Si oui, déduisez 4 points de votre total ci-dessus.

Reportez votre nouveau total ici : ....

Vos résultats

• ***Moins de 15***

Vous n'êtes pas encore tout à fait prêt pour passer à l'étape suivante. Pour atteindre vos objectifs, vous devez opérer des changements dans votre vie. Attention : vous n'avez pas échoué ! Il n'y a pas d'échec avec le *Régime sans régime* mais vous n'avez pas optimisé vos gains. Nous vous suggérons de refaire la Phase 1 pour essayer d'améliorer votre score. Cette fois, faites le programme à deux, avec un membre de votre famille, un ami ou une amie, ou en ligne sur www.habitdoctors.com ou www.nodietdietway.com.

Et souvenez-vous : si vous suivez le *Régime sans régime*, vous perdrez du poids !

• ***Entre 15 et 20***

C'est un très bon début, mais avant de passer à la Phase 2, nous vous confions une nouvelle mission : vous devrez l'accomplir aujourd'hui. Cela peut être une des sept étapes que vous n'avez pas faite ou bien une des missions supplémentaires proposées dans la liste plus haut. Ainsi, vous serez vraiment sur la bonne voie du changement et vous pourrez passer à la Phase 2.

• ***21 ou +***

Félicitations ! Vous avez brillamment réussi votre première semaine. Vous montrez que vous êtes prêt à opérer des changements dans votre vie. Il y a de grandes chances pour que vous parveniez à votre but.

Gardez votre enthousiasme pour la Phase 2 !

Résumé

• La Phase 1 pose les bases du travail de changement et de rupture avec les habitudes. Chaque fois que vous brisez la routine, vous affaiblissez le réseau d'habitudes dont vous êtes prisonnier. Vous faites aussi un pas décisif sur la route de la perte de poids.

• Vous devez avoir accompli les sept étapes en une semaine. Si vous ne suivez pas le programme, vous compromettez vos chances de maigrir. Même si c'est le cas, ce n'est pas un échec. Vous pouvez reprendre la Phase 1 ou accomplir la mission que vous n'aviez pas accomplie la première semaine. Puis, passez à la Phase 2 et réalisez-la en sept jours. Vous optimiserez vos chances de perdre du poids.

• On perd en moyenne 500 g la première semaine, parfois plus.

CHAPITRE VII

Phase 2 : perdre du poids pour se sentir mieux

> « L'homme devient l'esclave des actes qu'il répète. Au début, il choisit, à la longue, il obéit. »
>
> Orison SWETT MARDEN

En suivant le *Régime sans régime*, on perd en moyenne 500 g durant la Phase 1, la perte de poids n'étant pas l'objectif principal.

La Phase 1 a créé les conditions du changement et a posé les fondations d'une perte de poids saine et durable qui vous évitera les régimes ultérieurs.

La Phase 2 met le changement en pratique.

> « Les études montrent que le *Régime sans régime* est aussi efficace pour maigrir, sinon meilleur, que les régimes Atkins ou Weight Watchers. La différence, c'est que vous n'avez pas à compter ni à vous priver. »
>
> *Now*

Perdre du poids est la raison pour laquelle vous suivez le *Régime sans régime*. De nombreux régimes vous promettent de perdre 3 à 4 kg par semaine. En pratique, estimez-vous heureux si, en fin de parcours, vous en avez perdu 1 ou 2.

Les régimes sont le plus souvent extrêmement carencés, ils créent un besoin maladif de manger, de l'anxiété, de la culpabilité et de la dépression. Il est impossible de les suivre sur le long terme, parce que personne n'a le pouvoir de supporter les souffrances physiques et mentales qu'ils induisent. C'est pourquoi, dès que vous arrêtez ce genre de régime, vous regagnez ce que vous avez perdu et même plus. C'est l'engrenage : culpabilité, dépression et régimes Yo-Yo.

À chaque fois que l'on démarre un régime, on se dit que cette fois c'est la bonne. C'est un sentiment tellement commun à tous ceux qui commencent que les psychologues lui ont donné un nom, « le syndrome du faux espoir ». Celles et ceux qui font des régimes à répétition le connaissent bien. Ils ont beau échouer, ils y croient à chaque fois qu'ils recommencent. Ils sont toujours persuadés que, cette fois, ce sera différent, et bien sûr, cela ne l'est pas. La seule façon pour que ce soit différent, c'est de « faire quelque chose de différent ».

Avec le *Régime sans régime*, vous perdrez environ 1 kg par semaine jusqu'à votre poids de forme. Ce sera une perte de poids durable, sans privations, dépression ou culpabilité. Mais, pour cela, il vous faut être tenace et accomplir la Phase 2 en entier.

Katy, une de nos patientes les plus récentes, a levé le pied au milieu de la Phase 2. Elle a repris le programme quelques semaines plus tard ; cette fois, elle a réussi sans peine et depuis elle pense que changer des choses dans sa vie est vraiment très facile. Aujourd'hui, alors qu'elle a perdu 15,5 kg, elle est satisfaite d'avoir atteint son objectif. Son conseil ? « Faites quelque chose de différent en pensant toujours à votre but. »

Pour Katy, le bonus est qu'elle sait qu'elle ne fera plus jamais de régime de sa vie.

Un comportement adapté

Vous avez, maintenant, accepté le fait que les habitudes gouvernent nos vies. La Phase 1 vous a montré que vous aviez un nombre incalculable d'habitudes qui déterminent la façon de faire les choses. Regarder la télévision, boire un thé, un café, vous brosser les dents font partie de cette catégorie d'habitudes. Vous faites les choses de cette façon sans réfléchir, parce que vous les avez toujours faites ainsi.

Vous allez voir maintenant que les habitudes ont aussi une influence sur votre comportement et sur vos relations avec les autres. C'est l'une des raisons qui explique le surpoids dont vous souffrez, vous avez perdu le contrôle sur votre vie. Le *Régime sans régime* va vous montrer comment reprendre la main.

Nous voudrions d'abord vous démontrer à quel point votre vie d'aujourd'hui est gouvernée par les habitudes. Pour cela, vous allez dérouler dans votre tête le film d'une journée banale. Nous sommes prêts à parier qu'un grand nombre de choses que vous faites sont simplement des répétitions de ce que vous avez déjà fait la veille, le jour d'avant, la semaine précédente...

Prenons quelques exemples simples :

Dormez-vous toujours du même côté du lit ?

Vous levez-vous toujours à la même heure ?

Faites-vous toujours l'amour le même soir de la semaine et dans les mêmes positions ?

Marchez-vous toujours sur le même trottoir pour aller prendre votre bus, faites-vous le même trajet et le même nombre de pas ?

Au bureau, buvez-vous toujours dans la même tasse ? Vous asseyez-vous toujours à la même place ? Et dans les réunions ?

Avez-vous toujours les mêmes conversations polies avec les mêmes personnes ?

Faut-il continuer ?

Vous avez compris à quel point vos journées sont contrôlées par la routine. Chaque habitude est connectée à la suivante, elle-même liée à une autre qui est liée à une autre, dans une interconnexion sans fin. Nous ne sommes pas des robots sans cervelle, nous avons tout de même conscience de ce qui se passe autour de nous, mais nous avons tendance à reproduire les mêmes gestes et les mêmes comportements encore et encore. Cela a certainement un côté rassurant.

Heureusement, de nombreuses habitudes sont inoffensives et nous aident dans notre vie de tous les jours. Inutile de prendre le temps de réfléchir à notre geste quand nous allumons la lumière dans une pièce. Nous savons que, pour qu'il fasse clair, il nous suffit d'appuyer sur le bouton, nous le faisons automatiquement.
Mais il y a d'autres habitudes, comme celles relatives à la nourriture et à l'exercice physique, qui peuvent être particulièrement nocives. On peut aussi parler de cette malheureuse habitude qui vous fait toujours tomber sur le même genre de conjoint, avec à chaque fois la certitude qu'il n'y a que vous qui pouvez le changer.

> En plus de vous aider à maigrir, le *Régime sans régime* vous apprend à saisir l'avenir à bras-le-corps au lieu de rester prisonnier du passé.

En fait, les études sur le sujet montrent que notre comportement, à l'égard de la nourriture ou de notre entourage, est toujours gouverné par l'habitude. Voilà pourquoi, quand vous essayez de changer vos pratiques alimentaires en vous mettant au régime, toutes les autres habitudes vous rattrapent et vous enserrent dans leurs griffes. Quand vous êtes au régime, vous ne combattez pas seulement votre envie de manger, vous combattez tout un réseau d'habitudes qui sont liées à l'envie de manger. Vous ne pourrez pas sortir de ce piège par la force. Pour vous en échapper, vous devrez faire preuve d'astuce et de finesse. Vous devrez défaire la toile délicatement, sans en avoir l'air, presque furtivement, en faisant justement « quelque chose de différent ».
C'est ce que nous allons vous demander cette semaine : avoir un comportement légèrement différent de celui qui vous est habituel.
Cette semaine, nous allons vous confier sept missions qui vont vous permettre d'explorer les différents aspects de votre personnalité. Vous allez ainsi casser les habitudes de comportement les plus puissantes et les plus enracinées.

Les aspects de votre personnalité que vous allez explorer sont :

- **Être sûr de soi/Douter de soi**
- **Calme-Relaxé/Énergique-Dynamique**
- **Rigide/Flexible**
- **Spontané/Méthodique**
- **Introverti/Extraverti**
- **Conventionnel/Non conventionnel**
- **Individualiste/Collectif**

Chaque personnalité a plusieurs facettes et chacune a son opposé, son contraire. On peut dire que chaque membre de ces « couples » est à l'extrémité du spectre de la personnalité. La plupart des gens n'utilisent pas toute la gamme de comportements et restent, en général, cantonnés à tel ou tel type d'attitude.

Par exemple, si ce matin votre partenaire est de mauvaise humeur, comment allez-vous réagir ? En étant très compréhensif et patient, vous adoptez une attitude située à l'extrémité du spectre. Si vous vous énervez et que vous lui montrez votre exaspération, vous aurez adopté un type de comportement situé à l'autre extrémité du spectre. Entre ces deux types de comportements, il y a beaucoup d'autres choix. La plupart des gens, gouvernés par leurs habitudes, réagiront toujours de la même manière. Parfois, ce sera la meilleure et la plus adaptée, mais le plus souvent, ce sera comme de casser une noisette avec une massue. Les dégâts seront considérables. Il existe bien d'autres outils que la massue !

L'objectif de la Phase 2 est de briser vos habitudes comportementales en ajoutant quelques nouveaux outils dans votre boîte à outils. Dans la Phase 2, nous vous demanderons de vous comporter un peu différemment que vous le faites d'habitude dans telle ou telle situation. Vous vous donnerez en quelque sorte la liberté d'explorer des aspects de votre personnalité que vous n'utilisez jamais. Testez ces possibilités pour voir si cela fonctionne, oubliez vos vieux costumes et essayez de nouvelles tenues. Ce n'est pas forcément pour la vie, faites au moins l'essai une fois. Faites-le subtilement au début, afin que personne ne le remarque. Vous allez très vite noter que ce que votre entourage vous renvoie alors est légèrement différent. Il est probable qu'ils n'auront pas conscience de s'adresser à vous différemment, mais vous serez devenu un catalyseur de changement, pas seulement pour vous, mais aussi pour votre entourage. Vous avez peut-être toujours rêvé que telle personne change de comportement à votre égard, voyez vous-même ce qui se passe quand *vous* changez vis-à-vis d'elle.

Souvenez-vous que si vous faites « quelque chose de différent », vous recevrez quelque chose de différent en retour.

Vous allez peut-être penser que certaines des missions que nous vous confions en Phase 2 sont un peu vagues. C'est parce que nous vous demandons de réfléchir à des aspects de votre personnalité. Par exemple, à l'étape 8, nous allons vous demander d'évaluer si vous êtes plutôt sûr de vous ou hésitant. Certains trouvent assez difficile de répondre parce qu'ils ne savent pas comment se situer sur l'échelle. La façon dont on se voit est parfois différente de la façon dont les autres, amis ou famille, vous perçoivent. Si vous êtes dans ce cas, faites alors confiance à votre propre jugement. Même si vous n'êtes pas tout à fait certain, suivez votre instinct car l'important est de prendre une décision et de s'y tenir. Il n'y a pas de bonne ou de mauvaise réponse.

Il n'y a aucune différence fondamentale entre un score 4 et un score 5 sur l'échelle de la confiance en soi. Le but est que vous visualisiez où vous vous situez d'habitude pour apprendre à vous comporter différemment.

Si votre score est de zéro, ou si vous n'arrivez pas à vous prononcer, voici un petit truc qui vous aidera à vous déterminer. Posez-vous la question et sentez ce qui vous plaît le moins. Le projet de passer une journée en étant sûr de soi vous met-il mal à l'aise ? Si la réponse est oui, vous êtes plutôt du genre hésitant, et ce serait un bon exercice d'essayer d'être plus sûr de vous pendant une journée !

À la fin de la Phase 2, vous aurez perdu environ 2 kg. Vous serez aussi plus flexible et plus adaptable. Vos habitudes auront lâché du lest, vous serez moins stressé et moins ennuyé par les tracas de la vie quotidienne. Vous serez aux commandes de votre vie au lieu d'être à la remorque de ceux qui vous entourent.

Cela dit, lorsque vous adopterez un comportement différent, vérifiez qu'il est bien adapté à la situation. Crier et se débattre devant un agresseur est une réponse adaptée à la situation, mais ce n'est pas la bonne attitude quand on participe à une réunion de travail et qu'on n'est pas d'accord avec ses collègues.

En commençant la Phase 2, vous allez avoir l'impression que vous êtes passé à la vitesse supérieure. C'est parce que vous allez commencer à choisir vous-même de nouvelles options pour agir.

C'est pour cela que nous disons que le *Régime sans régime* est adapté à chacun, c'est en cela aussi qu'il est différent de tous les régimes alimentaires et c'est enfin pour cela qu'il marche.

Détendez-vous, ce n'est pas aussi difficile que cela peut paraître et il n'y a qu'un changement par jour.

ÉTAPE 8

Date :

....

VOTRE MISSION AUJOURD'HUI :
Être plus (ou moins) sûr de vous

Vous allez travailler sur les notions de Être sûr de soi/Douter de soi. Ce sont deux façons très différentes de réagir à une situation. Elles sont aussi valables l'une que l'autre, mais vous avez certainement plus un profil que l'autre. Nous vous demandons de changer de rôle. Mais d'abord, « être sûr de soi » et « douter de soi », qu'est-ce que cela veut dire ?

Être sûr de soi, c'est faire valoir ses droits et demander ce que l'on désire.

Douter de soi, c'est ne pas oser se mettre en avant, ne pas demander ce que l'on désire.

Comment s'évaluer soi-même ? (Vous devez dire ce que vous pensez de vous-même et pas ce que vous croyez que les autres pensent de vous.)

Est-ce que d'habitude, vous avez confiance en vous ou, au contraire, vous doutez de vous ?

(Cochez une des cases ci-dessous)

5	**4**	**3**	**2**	**1**	**0**	**1**	**2**	**3**	**4**	**5**
□	□	□	□	□	□	□	□	□	□	□

←――――――――――――――――――――――――――――→

Douter de soi — Ni l'un ni l'autre ou ça dépend — Être sûr de soi

Comme vous l'avez déjà compris, être dans les extrêmes n'est pas bon.

Être trop sûr de soi risque de vous faire paraître agressif et incapa-

ble de tenir compte des points de vue des autres. Cela peut nuire à votre carrière car vos collègues n'auront peut-être pas très envie de travailler avec vous, cela peut aussi nuire à votre vie sociale car on peut penser que vous êtes arrogant ou arriviste.
En doutant trop de vous, vous risquez de ne jamais obtenir ce que vous désirez et de laisser les autres décider pour vous. Cela peut nuire aussi à votre carrière. Votre patron peut craindre que vous ne sachiez pas assez bien défendre les intérêts de l'entreprise. Sur le plan social, vous risquez d'être manipulé par les autres, votre partenaire et vos enfants.
Il y a différents degrés entre les deux extrêmes et vous avez le choix entre de nombreuses alternatives toutes acceptables pour vous.
Regardez attentivement l'échelle de comportement que vous venez de cocher. Aujourd'hui, vous devez faire un pas dans le sens opposé.
Aujourd'hui, vous devez « faire quelque chose de différent ».

En pratique

Toute la journée, vous allez vivre des situations pour lesquelles vous êtes habitué à réagir comme vous l'avez indiqué sur l'échelle des comportements. Anticipez si possible ces situations et réfléchissez à l'avance à votre façon d'y répondre.

Si normalement vous êtes sûr de vous

Avez-vous toujours quelque chose à dire sur le sujet dont tout le monde discute autour de vous ? Êtes-vous de ceux qui ont toujours une opinion tranchée sur la question ? Aujourd'hui, même si c'est pour une courte période, faites profil bas et observez ce qui se passe. Vous pouvez :

- ***Rester dans l'ombre***

Par exemple, si vous êtes en réunion, n'exprimez pas ce que vous ressentez. Regardez, observez comment évolue la situation et tâchez de ne pas influencer le résultat.

- ***Ignorer la critique, ne pas réagir***

Par exemple, si vous vous apprêtez à faire des reproches à

un collègue ou à un ami, tournez votre langue sept fois dans votre bouche.

• ***Dans une réunion, vous comporter comme si un autre que vous détenait la vérité (même si c'est faux !)***
Si c'est trop vous demander d'aller ouvertement dans son sens, au moins acquiescez par un signe de tête ou un sourire. Pas de panique, ce n'est qu'un exercice !

• ***Laisser quelqu'un d'autre choisir ou décider pour vous***
Il s'agit d'une petite décision, comme laisser à votre collègue le soin de choisir votre sandwich. Si cela se trouve, vous aimerez !

Ou trouvez vous-même une façon d'être moins sûr de vous et notez-la ici : ....

....

....

....

....

Si d'habitude vous doutez de vous

Aujourd'hui vous allez essayer d'être plus confiant et direct avec les autres. Choisissez une de ces options ou inventez votre propre mission :

• ***Formulez ouvertement votre demande***
Au travail, à la maison, au lit pourquoi pas. Vous pouvez dire à vos amis que vous avez envie d'aller avec eux dans tel ou tel café.

• ***Exprimez une opinion***
Sur un sujet politique, professionnel ou sur la question de l'environnement. À vous de choisir.

• ***Défendez vos idées et votre point de vue***
Si, en général, vous vous contentez de dire ce que vous pensez d'une voix faible, aujourd'hui, il est temps d'argumenter ce

que vous venez de dire. Inutile d'être agressif mais vous avez parfaitement le droit de défendre vos idées, chez vous, au bureau ou avec des amis.

• ***Dites non***

Si vous êtes avec des amis et que tout le monde, sauf vous, est d'accord pour boire un autre verre, dites-le. Si c'est le contraire, que tout le monde veut s'en aller mais que vous n'avez pas encore envie de partir, demandez-leur de rester un peu.

Trouvez vous-même une façon d'être plus sûr de vous et notez-la ici : ....

....

....

....

....

....

ÉTAPE 9

Date :

....

VOTRE MISSION AUJOURD'HUI : Changer votre attitude en groupe

Nous sommes tous plus ou moins des caméléons. Notre façon de nous comporter au sein d'un groupe peut être totalement différente du comportement que nous avons quand nous sommes seuls. Prenons l'exemple typique des fêtes de famille. À Noël, lors des anniversaires, des mariages et des enterrements, chacun joue inconsciemment le rôle qu'il a toujours joué. C'est extrêmement difficile de ne pas être celui que tout le monde s'attend à voir. Si vous êtes le plus jeune, on vous traitera comme le bébé de la famille et, finalement, sans vous en rendre compte, vous jouerez ce rôle et vous répondrez à leur attente. Cela se passe de la même manière dans les autres groupes dans lesquels vous évoluez, c'est pour cela qu'il est essentiel de casser ces habitudes de fonctionnement.

C'est votre mission aujourd'hui.

Lorsque vous êtes dans un groupe, vous mettez-vous automatiquement en avant, ou laissez-vous d'abord les autres parler ? Les deux approches sont aussi valables l'une que l'autre, mais être figé dans un type de comportement vous coupe d'une partie de la relation.

Que signifie être centré sur soi-même et être centré sur le groupe ? On pourrait dire « jouer perso » en opposition à « jouer collectif ».

Jouer collectif, cela signifie que l'on adopte l'opinion du groupe, que l'on place les besoins du groupe avant ses besoins propres, famille, amis, travail...

Jouer perso, cela veut dire que vous faites ce que vous avez envie de faire et que vous faites passer votre intérêt avant celui du groupe.

Comme vous le savez maintenant, les extrêmes ne valent rien.
• Si vous êtes trop centré sur vous-même et que vous jouez tout le temps perso, on peut vous taxer d'égoïsme. Les autres risquent de ne pas vous faire confiance, ils ne vous apprécient pas. Cela peut nuire à vos projets professionnels et limiter votre vie sociale.
• Si vous faites toujours passer les autres avant vous, si vous jouez trop souvent collectif, cela veut dire que vous ne choisissez pas ce qui est le meilleur pour vous-même ou pour d'autres groupes auxquels vous appartenez. Cela peut aussi vouloir dire que les gens profitent de vous. Paradoxalement, cela peut nuire à votre carrière car vous n'apparaissez pas comme un individu à part entière. Vous risquez de ne pas être reconnu dans votre travail et d'attendre éternellement une promotion.

Adaptez votre comportement aux circonstances. Faire partie d'un groupe vous donne l'occasion de modifier votre comportement habituel. En changeant d'attitude, vous allez observer de nouvelles réactions chez les autres.

Comment s'évaluer soi-même ? (Vous devez dire ce que vous pensez de vous et pas ce que vous croyez que les autres pensent.)

Jouez-vous plutôt perso ou collectif ?

(Cochez une des cases ci-dessous)

5	**4**	**3**	**2**	**1**	**0**	**1**	**2**	**3**	**4**	**5**
☐	☐	☐	☐	☐	☐	☐	☐	☐	☐	☐
Individualiste					Ni l'un ni l'autre ou ça dépend					Collectif

En pratique

Vous allez, comme chaque jour, rencontrer différents types de situations mais, cette fois, vous allez changer votre attitude.

Si d'habitude vous jouez plutôt collectif, essayez d'être plus individualiste, jouez perso pour une fois !

Souvenez-vous que le but n'est pas de devenir égoïste, mais de prendre vos intérêts en considération autant que ceux du groupe. Si vous êtes une maman ou un papa débordé qui fait toujours passer sa famille en premier, vous n'avez jamais de temps pour vous-même. Le ressentiment est corrosif. Vous donner du temps à vous-même aura des conséquences très positives sur l'ensemble de la famille. Vous serez plus détendu, plus heureux, vous serez donc plus agréable en famille. Beaucoup de ceux qui font passer le groupe avant eux choisissent cette option par facilité. Aujourd'hui, même si c'est pour un court moment, choisissez une mission parmi celles qui sont proposées ci-dessous, cochez celle que vous choisissez, ou inventez votre propre mission :

- ***Soyez plus individualiste***

  À votre travail, si vous participez à une tâche collective, n'en faites pas plus que les autres.

- ***Faites part de vos besoins à un ou plusieurs membres du groupe***

  Si vous sortez en groupe et que vous devez partir plus tôt, dites-le autour de vous. Inutile de vous excuser. Donnez simplement l'information. Vous serez surpris de leur réponse.

- ***Faites ce que vous avez à faire sans demander l'avis des autres***

  Si vous savez comment vous y prendre, inutile d'attendre le feu vert des autres. Ne vous excusez pas de prendre une bonne décision. Prenez-la, c'est tout.

- ***Faites quelque chose rien que pour vous***

  Il est important de se faire plaisir chaque jour. Si vous faites un travail de groupe, dégagez quelques instants pour vous. Si vous avez envie de faire du shopping ou d'aller boire un verre avec des amis, faites-le sans vous sentir coupable.

Ou inventez un moyen d'être moins centré sur le groupe et notez-le ici : ....

....

....

....

Si d'habitude, vous jouez plutôt perso, centrez-vous davantage sur le groupe

N'oubliez pas que le but est d'essayer de faire passer les intérêts du groupe avant les vôtres. Loin de nous l'idée de vous inculquer la notion de sacrifice mais vous découvrirez qu'aider les autres vous apportera beaucoup de bénéfices en retour. Si vous faites un pas vers les autres, ils en feront un vers vous. Aider les autres procure un intense sentiment de satisfaction qui aide à réduire le stress et renforce le système immunitaire. Choisissez une des options ci-dessous ou proposez votre propre mission :

- ***Proposez votre aide à un membre du groupe***

  Si l'un de vos collègues est écrasé de travail, offrez-lui un coup de main, il vous en sera très reconnaissant.

- ***Organisez un événement qui rassemble le groupe***

  Une petite fête, un dîner...

- ***Écouter et apprendre est fondamental pour faire partie d'un groupe***

  Écoutez attentivement les suggestions des autres, qui sait, vous pourriez apprendre quelque chose !

Faites votre propre proposition pour être moins centré sur vous-même et reportez-la ici : ....

....

....

....

ÉTAPE 10

Date :

....

VOTRE MISSION AUJOURD'HUI :
Changer votre niveau d'énergie

Trop relax ou trop stressé ? Il y a de nombreux degrés sur l'échelle de l'énergie et nous n'avons pas tous le même dynamisme. Ce niveau d'énergie peut varier selon plusieurs facteurs.

Il y a ceux qui traversent la vie en étant tout le temps très zen. Ils ont du recul sur les choses. Il y en a d'autres qui paraissent surexcités en permanence et il y a ceux qui sont parfois calmes et parfois nerveux. Cela dépend de la personnalité mais aussi de l'humeur du moment, du jour de la semaine ou de la situation dans laquelle on est.

La personne la plus calme pourra se sentir stressée si elle est coincée durant trois heures dans des bouchons, de même que le plus grand bourreau de travail aura du mal à se motiver pour attaquer un nouveau dossier, après une journée particulièrement ennuyeuse au bureau.

Alors que voulons-nous dire par « calme et relaxé » ou « énergique et dynamique » ?

Calme–Relaxé veut dire paisible, détendu, pas stressé.

Énergique–Dynamique veut dire enthousiaste, motivé et bouillonnant d'énergie.

Comment s'évaluer soi-même ? (Vous devez dire ce que vous sentez et pas ce que vous croyez que les autres pensent.)

Êtes-vous plutôt énergique ou plutôt calme ?

(Cochez une des cases ci-après)

5	4	3	2	1	0	1	2	3	4	5
□	□	□	□	□	□	□	□	□	□	□

Calme Relaxé	Ni l'un ni l'autre ou ça dépend	Énergique Dynamique

En pratique

Aujourd'hui, adoptez une nouvelle attitude face aux événements !

Si vous êtes plutôt énergique

Soyez plus détendu dans votre quotidien. Choisissez une option parmi celles présentées ci-dessous ou inventez votre propre mission :

- ***Prenez cinq minutes pour réfléchir à ce que vous voulez***

  Vraiment tout ce que vous voulez, les prochaines vacances, un nouveau collègue, un magnifique tableau, la maison ou la voiture de vos rêves.
- ***Ce que vous faites d'habitude en courant, forcez-vous à le faire lentement***
- ***Remettez à plus tard***

  Cela peut être le ménage, le paiement d'une facture, un coup de fil
- ***Demandez-vous si ce que vous faites en ce moment est si urgent***

  Si cela ne l'est pas, pourquoi le faites-vous ?
- ***Acceptez de ne rien faire et regardez ce que cela fait***

Ou inventez votre propre mission pour être moins énergique et notez-la ici : ....

....

....

....

....

Si, d'habitude, vous êtes plutôt relaxé

Soyez plus dynamique. Choisissez une option parmi celles qui sont proposées ci-dessous ou inventez votre propre mission :

- ***Prenez une nouvelle responsabilité ou faites une nouvelle activité***

  Au bureau, à la maison, ou démarrez un hobby.

- ***Faites les choses plus rapidement, consacrez 20 % de temps en moins à une même activité***

  Shopping, travail, promenade, sur un rythme plus soutenu. Interrogez-vous à chaque fois : « Est-ce que je peux accélérer ? » Écrivez cette question et collez-la sur votre écran d'ordinateur, votre télé, votre porte-monnaie ou envoyez-la-vous par la poste !

- ***Faites quelque chose que vous devez faire depuis longtemps***

  Payer une facture, répondre à une lettre, faire un tour à la plage...

- ***Prenez l'initiative au lieu de laisser les autres décider***

Ou inventez votre propre mission pour être plus énergique et écrivez-la ici : ....

....

....

....

....

ÉTAPE 11

Date :

....

VOTRE MISSION AUJOURD'HUI :
Optimiser votre flexibilité

Flexible ou rigide ? La flexibilité est généralement considérée comme une qualité. Quand on est adaptable, on sait saisir les bonnes occasions au moment où elles se présentent et quand on est trop rigide, on risque de passer à côté de bon nombre d'opportunités intéressantes.

On a remarqué que les personnes qui sont flexibles ont moins de problèmes de poids que les autres, voilà pourquoi l'optimisation de votre flexibilité est au cœur du programme proposé par le *Régime sans régime*. Cela dit, les excès sont mauvais en toute chose, même dans ce domaine. Être trop flexible, faire la girouette, peut aussi devenir une mauvaise habitude et vous empêcher d'obtenir ce que vous désirez vraiment.

D'un autre côté, il est plus facile d'atteindre ses objectifs quand on sait ce qu'on veut et ce qu'on attend de la vie. Il est bon de définir ses priorités, puis d'être souple dans la façon de les accomplir.

Dans la pratique, gardez-vous d'être ou trop flexible ou trop rigide car vous risquez de passer à côté de nombreuses opportunités – dont celle de maigrir. Pour schématiser, si vous agissez invariablement de la même manière, rigide ou girouette, vous risquez de connaître certains tracas. En revanche, savoir vous adapter aux circonstances en gardant vos objectifs en tête vous mènera plus certainement sur la voie du succès.

Flexible ou rigide, qu'est-ce que cela veut dire ?

Rigide signifie être certain, sûr et décidé.

Flexible signifie être ouvert au changement, capable d'adaptation et bien disposé.

Comment s'évaluer soi-même ? (Vous devez dire ce que vous pensez et pas ce que vous croyez que les autres pensent.)
Êtes-vous d'habitude plutôt flexible ou plutôt rigide ?
(Cochez une des cases ci-dessous)

5	**4**	**3**	**2**	**1**	**0**	**1**	**2**	**3**	**4**	**5**
□	□	□	□	□	□	□	□	□	□	□

Rigide — Ni l'un ni l'autre ou ça dépend — Flexible

En pratique

Aujourd'hui, cela va changer !

Si d'habitude vous êtes plutôt flexible

Essayez d'être plus rigide. Choisissez l'une des options ci-dessous ou créez votre propre mission :

- ***Prenez une position et tenez-la***
  Défendez votre point de vue au bureau ou avec des amis.
- ***Ne soyez pas aussi accommodant avec les autres***
  Haussez le ton s'il le faut, et à bon escient, bien sûr !
- ***Prenez une décision importante et ne changez pas d'avis, au lieu de balancer selon les circonstances***
  Si vous achetez des vêtements, fixez-vous un budget et ne le dépassez pas.
- ***Focalisez-vous sur la ligne directrice sans papillonner***
  Au bureau, ne vous laissez pas distraire de votre tâche principale par des détails. Ne passez pas votre journée à répondre à des e-mails ou des appels sans importance, cela risque de vous prendre tout votre temps et votre travail ne sera toujours pas fait !

Inventez votre propre mission pour être plus rigide et écrivez-la ici : ....

....

....

Si d'habitude vous êtes plutôt rigide

Essayez d'être plus souple. Choisissez l'une des options ci-dessous ou créez votre propre mission :

- ***Demandez à quelqu'un de votre entourage de vous aider à résoudre un problème***
  Écoutez ses arguments et son point de vue, discutez-en ensemble, choisissez la meilleure solution et appliquez-la.
- ***Mettez-vous dans la peau de celui ou de celle qui va faire les frais de votre décision***
  Ensuite demandez-vous ce qu'il va penser de vous. Faites cela au supermarché ou avant de passer un coup de fil. L'idée est de vous aider à prendre suffisamment de recul pour vous permettre de vous observer vous-même.
- ***Prenez une pause toutes les heures***
  Faites le point pour améliorer ce que vous êtes en train de dire ou de faire.
- ***Laissez la place aux autres aujourd'hui, soyez plus à l'écoute, plus humble, moins critique***
  Il s'agit de laisser un peu d'air à votre entourage, d'écouter ce qu'ils ont à dire, s'ils font erreur, ce ne sera pas de votre faute ; s'ils ont raison, cela vous fera avancer. Ne pas entrer dans la discussion et laisser les autres prendre les décisions est une excellente thérapie, autant au bureau qu'à la maison.

Inventez votre propre mission pour être moins rigide et écrivez-la ici : ....

....

....

....

Souvenez-vous : ce qui est important, c'est la façon dont vous vous percevez vous-même. Si vous pensez que vous êtes flexible, c'est que vous l'êtes sans doute.

Essayez d'être moins accommodant, plus catégorique. Écoutez vos amis et votre famille, mais à la fin, *c'est vous qui décidez !*

ÉTAPE 12

Date :

....

VOTRE MISSION AUJOURD'HUI :
Optimiser votre spontanéité

Spontané ou méthodique ? Agissez-vous sous l'impulsion du moment ou envisagez-vous tous les aspects de la question avant de prendre une décision ?

Spontanés ou méthodiques, nous sommes tous différents, c'est ce qui fait que chacun de nous est unique et intéressant. Aucune attitude n'est meilleure que l'autre, mais le problème se pose quand on agit toujours de la même façon sans tenir compte des circonstances. Une vie harmonieuse et équilibrée suppose d'être parfois spontané et parfois réfléchi.

Spontané signifie que vous êtes impulsif.

Méthodique signifie que vous réfléchissez systématiquement avant de prendre une décision.

Comment s'évaluer soi-même ? (Vous devez dire ce que vous pensez et pas ce que vous croyez que les autres pensent.)

Êtes-vous d'habitude plutôt spontané ou plutôt méthodique ?

(Cochez une des cases ci-dessous)

5	4	3	2	1	0	1	2	3	4	5
□	□	□	□	□	□	□	□	□	□	□

⟵⟶

Méthodique — Ni l'un ni l'autre ou ça dépend — Spontané

En pratique

Aujourd'hui, cela va changer !

Si d'habitude vous êtes plutôt spontané

Essayez d'être plus réfléchi. Choisissez l'une des options ci-dessous ou créez votre propre mission :

- ***Faites des plans pour un projet futur***

  Il n'est pas forcément très loin dans le temps. Faites la liste des différentes étapes nécessaires à son accomplissement. Organisez ces étapes dans l'ordre chronologique. Une fois que vous aurez organisé systématiquement chaque tâche vous pourrez passer à l'action.

- ***Mettez de l'ordre dans un domaine où vous êtes désordonné***

  Rangez vos CD, mettez vos finances à jour.

- ***Dressez la liste des choses à accomplir la semaine prochaine, le mois prochain, l'année prochaine***

  Fixez-vous un calendrier.

- ***Planifiez votre journée par demi-heure***

  Listez tout, absolument tout, ce que vous devez faire aujourd'hui. Évaluez le temps nécessaire pour chaque activité. Organisez-les par ordre de priorité. Vous découvrirez que vous serez moins stressé et que vous aurez plus de temps pour d'autres choses.

Ou inventez votre propre mission pour être plus méthodique et écrivez-la ici : ....

....

....

....

....

Si d'habitude vous êtes plutôt méthodique

Essayez d'être plus spontané. Choisissez l'une des options ci-dessous ou créez votre propre mission :

- ***Faites quelque chose sous l'impulsion du moment***

  Passez-vous un petit caprice parmi une liste de six choses dont vous rêvez mais que vous n'osez pas faire. Donnez-leur un numéro et faites rouler un dé pour déterminer celle que vous allez faire. Ou fermez les yeux et pointez au hasard un lieu sur la carte de votre ville. Allez visiter ce lieu.

• ***Laissez tomber le programme de la journée, partez le nez au vent***

Fermez les yeux, demandez-vous ce que vous avez envie de faire. Sortez et faites-le. Allez-y, maintenant !

• ***Faites quelque chose de frivole, amusez-vous !***

Chantez sous la pluie, allez dans une fête foraine, allez danser, faites ce qui vous plaît !

• ***Dites à au moins deux personnes à quel point vous les appréciez***

• ***N'organisez pas votre journée, laissez venir les choses comme elles viennent***

Ou inventez votre propre mission pour être plus spontané et écrivez-la ici : ....

....

....

....

....

ÉTAPE 13

Date :

....

VOTRE MISSION AUJOURD'HUI :
Être plus (ou moins) communicatif

Introverti ou extraverti ? Êtes-vous papillon timide ou tigre turbulent ? Quoi que vous soyez, cela vient sans doute de votre enfance. Votre façon de vous comporter dans la vie est devenue une habitude. Mais, comme vous le savez maintenant, on peut casser les habitudes qui vous emprisonnent, et quand on rompt ses chaînes, on perd du poids.

Mais voyons d'abord ensemble ce que veut dire être extraverti et être intraverti.

Intraverti signifie que vous êtes timide et replié sur vous-même.

Extraverti signifie que vous êtes sociable et que vous vous extériorisez beaucoup.

Évidemment, vous vous dites que vous ne pourrez jamais changer votre nature profonde. Ce que nous vous demandons, c'est de vous voir comme un acteur. Aussi incroyable que cela puisse paraître, la plupart des acteurs sont très timides et introvertis. Ils arrivent à dépasser leur timidité en se donnant le droit ou la permission de se comporter différemment. Ils sortent d'eux-mêmes et adoptent un rôle écrit par quelqu'un d'autre. Essayez et vous verrez à quel point cela marche.

Aujourd'hui, vous allez vous donner le droit d'agir différemment. Le but est de vous comporter exactement à l'inverse de votre manière habituelle. Cela peut être drôle et vous allez en tirer des bénéfices car vous allez casser une vieille habitude. Ce soir, vous aurez fait un grand pas en avant.

Comment s'évaluer soi-même ? (Vous devez dire ce que vous pensez et pas ce que vous croyez que les autres pensent.)
Êtes-vous d'habitude plutôt extraverti ou plutôt introverti ?
(Cochez une des cases ci-dessous)

5	4	3	2	1	0	1	2	3	4	5
□	□	□	□	□	□	□	□	□	□	□

Extraverti — Ni l'un ni l'autre ou ça dépend — Introverti

En pratique

Aujourd'hui, cela va changer !

Si d'habitude vous êtes plutôt introverti

Essayez d'être plus extraverti. Choisissez l'une des options ci-dessous ou créez votre propre mission :

- ***Intervenez dans une discussion et dites ce que vous pensez***

Si c'est trop difficile pour vous d'exprimer votre opinion, vous pouvez dire que vous êtes d'accord avec l'un des interlocuteurs.

- ***Faites le premier pas***

Passez un coup de fil à un ami pour le plaisir, invitez une de vos relations à boire un café. Faire le premier pas peut déboucher sur une amitié.

- ***Sortez de votre coquille***

Osez parler à quelqu'un que vous venez de rencontrer. Le meilleur moyen de commencer une conversation c'est de poser une question car cela permet de casser la glace. Demander aux gens de parler d'eux-mêmes aide aussi à démarrer une relation surtout quand on est trop timide pour parler de soi.

- ***Souriez davantage***

Un sourire vous permettra toujours de casser la glace, c'est le signal que vous n'êtes pas coincé, que vous êtes aimable et sociable. Les autres vous percevront comme quelqu'un de positif. Pensez aussi au langage de votre corps, décroisez vos bras, faites des gestes avec vos mains, ne regardez pas par terre quand vous vous adressez à quelqu'un. Et, sans vous en rendre compte, vous aurez engagé la conversation.

- ***Apprenez une blague et dites-la au bon moment***

Ou inventez votre propre mission pour être plus extraverti et écrivez-la ici : ....

....

....

....

....

Si d'habitude vous êtes plutôt extraverti

Essayez d'être plus introverti. Choisissez l'une des options ci-dessous ou créez votre propre mission :

- ***Écoutez plus, parlez moins***

  Les personnes extraverties ont tendance à monopoliser la conversation. En vous taisant, vous laissez de l'espace aux autres. À chaque fois que vous avez envie d'intervenir, tournez votre langue sept fois dans votre bouche. Parlez à votre tour mais ne gardez pas la parole. Essayez aussi de parler moins fort que d'habitude.

- ***Restez seul***

  Profitez de ce moment d'intimité avec vous-même au lieu d'attraper le téléphone pour parler avec quelqu'un. Ce sera une occasion idéale pour faire le point sur les semaines qui viennent de passer.

- ***Refusez une invitation***

  Restez chez vous ou allez vous balader. Juste une journée.

- ***Refusez les feux de la rampe***

  Soyez plus discret. Habillez-vous d'une façon plus neutre, l'idée est de vous fondre dans la foule pour une fois.

• ***N'interrompez pas les autres, ne finissez pas leurs phrases***
Très difficile pour les vrais extravertis.

Ou inventez votre propre mission pour être plus introverti et écrivez-la ici : ....

....

....

....

....

Souvenez-vous : ce qui est important, c'est la façon dont vous vous percevez vous-même. Si vous pensez que vous êtes introverti, c'est que vous l'êtes sans doute.
Essayez d'être plus extraverti. Écoutez vos amis et votre famille, mais à la fin, *c'est vous qui décidez !*

ÉTAPE 14

Date :

....

VOTRE MISSION AUJOURD'HUI :
Être plus (ou moins) conventionnel

Conventionnel ou non conventionnel ? Il est courant de croire qu'avoir un comportement conventionnel rend la vie plus facile. On ne se soucie ni de sa tenue, ni de sa coiffure et encore moins de son maquillage. Ce sont les professionnels du marketing qui décident des goûts et des couleurs. Toute la société tourne autour de vos désirs et de vos envies. C'est confortable, mais c'est surtout un piège. Un piège à kilos !

Dans ce domaine en particulier, tout est dans le contexte. Dans une assemblée où tout le monde a piercings et tatouages, on remarquera immédiatement celui qui n'en a pas.

Si vous gardez ce préambule à l'esprit, ce qui suit vous semblera beaucoup plus facile.

Mais voyons d'abord ensemble ce que veut dire être conventionnel et non conventionnel.

Conventionnel signifie que votre comportement comme vos usages sont traditionnels et formels.

Non conventionnel signifie que vous êtes différent et que vous vous tenez hors des sentiers battus.

Comment s'évaluer soi-même ? (Vous devez dire ce que vous pensez et pas ce que vous croyez que les autres pensent.)

Êtes-vous d'habitude plutôt conventionnel ou plutôt non conventionnel ?

(Cochez une des cases ci-dessous)

5	4	3	2	1	0	1	2	3	4	5
☐	☐	☐	☐	☐	☐	☐	☐	☐	☐	☐

Non conventionnel — Ni l'un ni l'autre ou ça dépend — Conventionnel

En pratique

Aujourd'hui, cela va changer !

Commencez par anticiper les situations que vous allez vivre aujourd'hui. Réfléchissez à votre façon habituelle d'y répondre et essayez, autant que possible, de faire le contraire.

Si d'habitude vous êtes plutôt quelqu'un de non conventionnel

Si vous n'aimez pas suivre les foules, essayez, aujourd'hui, d'être plus conventionnel. Choisissez l'une des options ci-dessous ou créez votre propre mission :

- ***Ayez l'attitude la plus conventionnelle qui soit***

  Il est parfois difficile de savoir ce qui est conventionnel ou ce qui ne l'est pas, alors faites ce qui vous semble le moins facile. Par exemple, faites que vos vêtements ou la musique que vous écoutez soient plus conformes à la moyenne et, tant que vous y êtes, coiffez-vous d'une façon plus « normale ».
- ***Choisissez l'alternative la plus classique***

  Comportez-vous comme les gens autour de vous. Étudiez leurs attitudes, faites pareil.
- ***Suivez l'opinion générale***

  Quelle qu'elle soit. Ayez le même avis que le groupe, famille, amis. Ne vous distinguez pas.
- ***Allez dans le sens de votre interlocuteur, même si vous ne partagez pas son opinion***

  C'est ce que font la plupart des gens parce qu'ils trouvent cela plus facile. Ce sera sans doute difficile pour vous, faites-le quand même.

Ou inventez votre propre mission pour être plus conventionnel et écrivez-la ici : ....

....

....

....

Si d'habitude vous êtes plutôt conventionnel

Essayez de l'être moins. Choisissez l'une des options ci-dessous ou créez votre propre mission :

- ***Regardez les situations d'un œil neuf***

Demandez-vous ce que vous feriez dans telle situation et faites exactement le contraire.

- ***Habillez-vous de façon moins conformiste et moins traditionnelle***

Allez dans des boutiques que vous ne fréquentez pas, et essayez des vêtements que vous ne regardez jamais d'habitude. Même si vous ne les achetez pas, vous voir dans le miroir comme vous ne vous êtes jamais vu peut vous faire toucher du doigt à quel point vous avez toujours le même style.

- ***Changez quelque chose dans votre vie***

Vos vêtements, votre nourriture, un loisir. Faites un choix à l'aveugle, au hasard.

- ***Faites des choix plus originaux***

Au moment de prendre une décision, demandez-vous quel serait votre premier choix et tentez autre chose. L'idée est d'expérimenter le changement, vous pouvez aussi changer de coiffure.

Ou inventez votre propre mission pour être moins conventionnel et écrivez-la ici : ....

....

....

....

Témoignage

Vonni, qui a suivi le *Régime sans régime*, raconte son expérience personnelle sur le net. Elle a réussi à perdre 1 kg durant la Phase 2, tout en augmentant son tour de poitrine de 2 centimètres et demi. Son tour de taille s'est affiné de près de 5 centimètres et ses cuisses ont chacune perdu près de 3 centimètres.

Elle est ravie d'avoir obtenu ce résultat, elle a aussi découvert des choses qu'elle ignorait sur elle-même. Voici ce qu'elle a écrit à propos de l'étape 14 :

« La mission d'aujourd'hui était d'être plus conventionnelle. Cela me semblait d'autant plus difficile à réaliser que :

Je fais partie d'une minorité ethnique.

J'ai de nombreux piercings.

Je suis grosse (évidemment, sinon pourquoi suivrais-je ce programme ?)

J'ai ôté mes piercings les plus voyants, c'est-à-dire les six anneaux de mon oreille droite, celui qui est sur mon oreille gauche et le piercing qui est sur ma langue. Je n'ai conservé qu'une paire de boucles d'oreilles, le diamant qui est dans ma narine et l'anneau qui est dans mon nombril.

Cela m'angoissait d'enlever mes piercings, j'avais peur de sortir dans la rue et que l'on me voit ainsi moche, mal fagotée et passe-partout. J'ai vécu comme une épreuve le fait de me promener sans mes bijoux, je me sentais laide et j'étais mal à l'aise que les gens me voient dans une tenue qui n'est pas la mienne d'habitude, mais je n'avais pas le choix : impossible de faire marche arrière.

J'étais certaine que cela ne changerait pas mes relations avec les autres, ni leur regard sur moi. Je ne m'attendais pas à me faire de nouveaux amis ni à ce que des types canon me demandent mon numéro de téléphone, mais ce qui est arrivé a dépassé tout ce que j'avais prévu. J'étais devenue transparente. Invisible. Comme si je n'existais plus, cela m'a plus terrifiée que lorsqu'on me dévisage comme si je débarquais de la planète Mars. »

Comment vous sentez-vous ? Nous espérons que vous avez bien profité de ces deux semaines qui viennent de s'écouler. Nous espérons que vous vous sentez plus léger, au propre comme au figuré.
Vous devriez avoir perdu 1 à 2 kg.
Selon nos recherches, une personne qui embarque à bord du *Régime sans régime* perd environ 1 % de son poids chaque semaine.
Si vous pesez 68 kg, vous pouvez espérer perdre 680 g par semaine et cela jusqu'à ce que vous ayez atteint votre poids de forme. Ce rythme de perte de poids est le meilleur, il est recommandé par tous les médecins dans le monde.
Maintenant, projetez-vous dans dix semaines. Vous aurez perdu pas mal de kilos, vous vous sentirez plus mince et plus heureux.

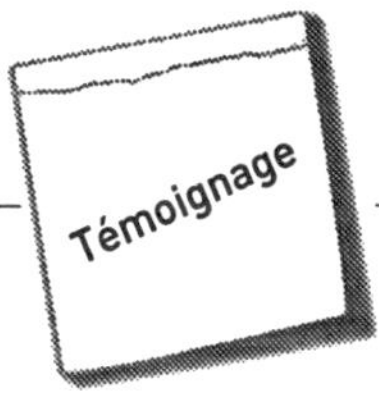

« J'avais perdu 1 kg à la fin de la première semaine et j'ai retiré d'autres bénéfices du programme. Comme je ne regarde pas la télévision mais que d'habitude j'écoute la radio, j'ai décidé de l'éteindre. J'ai profité du trajet entre chez moi et le bureau pour organiser ma journée. Je suis arrivée moins stressée et mieux préparée pour ma journée de travail. »

Jemma, 32 ans

Oubliez les régimes draconiens qui font tant de mal à votre corps et vous mènent droit au cycle infernal des régimes Yo-Yo.
Le *Régime sans régime* est la solution la plus saine pour maigrir et ne pas reprendre de poids. Vous avez sûrement observé qu'en plus de maigrir, sans effort ni privation, vous avez retiré d'autres bénéfices du *Régime sans régime* : vous avez amélioré vos rela-

tions aux autres, vous êtes moins anxieux et moins déprimé et vous avez commencé à faire le tri dans votre vie pour cibler le plus important.

Au plus profond de vous, vous savez que ce que vous êtes en train de mettre en place est bon pour vous car vous le faites dans votre intérêt.

Au fur et à mesure que vous défaites la toile de vos habitudes, vous gagnez en assurance et en force, et cela va vous aider pour les semaines qui viennent.

Oubliez le passé

Comparez l'état dans lequel vous êtes aujourd'hui avec celui dans lequel vous étiez après deux semaines de régime traditionnel. Vous étiez affamé, déprimé, fatigué. Vous passiez votre temps à compter les calories ou à éliminer sucre et féculents. Vous étiez vite rattrapé par l'envie de craquer puis par la culpabilité. Vous pensiez sans cesse à manger, chaque jour vous sollicitiez votre volonté pour tenir le coup 24 heures de plus. Et un jour, forcément, vous avez renoncé.

Avec un peu de chance, avec un de ces régimes conventionnels, vous arriviez à perdre 2 ou 3 kg mais c'était une illusion car ce que vous aviez surtout perdu c'était de l'eau.

Plus les jours passaient, plus vous aviez de mal à maigrir et, semaine après semaine, vous perdiez de moins en moins. Après un mois de privation, si vous aviez tenu jusque-là, vous ne perdiez plus que 500 g par semaine. Vous commenciez à perdre autant d'énergie que de confiance en vous. Alors, vous commenciez à rajouter un biscuit au repas de midi ou un sucre dans votre café, vous remplaciez l'assaisonnement pour salade « allégé » par votre bonne huile habituelle et vous culpabilisiez. À chaque « rechute », votre volonté reprenait un petit coup derrière la tête, vous rapprochant paradoxalement de la « rechute » suivante.

Ces conséquences psychologiques ne sont qu'une partie du problème. Comme votre corps lutte pour faire autant que d'habitude mais avec moins de calories, il doit faire face à une pénurie de nutriments. Ce qui fait que vous viviez avec une sensation permanente de faim, vous souffriez aussi parfois de vertiges et de fatigue. Sur le long terme, le manque de calories, de protéines, d'acides gras essentiels et de nutriments vitaux risquait de causer des dommages irrémédiables à votre organisme, allant parfois jusqu'à la mort.

Les régimes à répétition détruisent les défenses naturelles qui nous protègent contre le cancer.

> « Les niveaux de perte de poids indiqués peuvent sembler assez bas, mais ils sont dans une moyenne raisonnable. Ils sont par ailleurs plus vraisemblables que les solutions miracles promises par les régimes rapides. »
>
> Sue Baic, British Dietetic Association

Résumé

• Vous avez des habitudes et des comportements quotidiens. La Phase 2 déclenche le processus qui va conduire à rompre avec ces habitudes comportementales dans sept domaines de votre personnalité.

• Vous aurez perdu environ 1 kg durant la Phase 2. Si ce n'est pas le cas, ne vous inquiétez pas. Pour certains, casser la routine prend parfois un peu plus de temps.

• Le *Régime sans régime* permet de perdre du poids de façon saine et une fois pour toutes, la perte de poids idéale se situe entre 500 g et 1 kg par semaine. Si vous changez vos habitudes définitivement, le changement de poids sera lui aussi permanent.

• Vous avez remarqué les effets secondaires bénéfiques du programme. Vous êtes plus joyeux, moins anxieux et plus satisfait de la vie.

• Par rapport aux régimes classiques, le *Régime sans régime* est à la fois bon pour le mental et pour le corps. Il n'y a pas de risque de tomber dans l'échec. Il n'y a pas de « faux espoir », au contraire votre confiance en vous va s'améliorer en même temps que vous maigrirez.

Autant pour vous, Dr Atkins !

CHAPITRE VIII

Phase 3 : modifier ses habitudes et faire les choses différemment

> « Si vous avez toujours fait les choses de cette façon, c'est que ce n'est pas la bonne. »
>
> Charles KETTERING, inventeur américain

C'est lors de cette troisième phase que vous allez avancer le plus. Ne vous inquiétez pas si vous trouvez que le programme est plus difficile qu'au début car ce n'est qu'une impression. Vous avez déjà prouvé que vous étiez capable de changer pour maigrir. La Phase 3 est celle qui va vous permettre de construire à partir de ces changements. D'après notre expérience, les plus grands progrès dans ce domaine, comme dans ceux de la perte de poids, se sont faits lors des troisième et des quatrième phases. Et nous vous rappelons que cette perte de poids est à la fois saine et durable.

Nous espérons qu'après deux semaines de ce programme, vous vous sentez en forme, plein de vitalité et d'énergie. Vous êtes certainement plus heureux aussi et convaincu que la vie peut offrir de nombreuses opportunités agréables.

Tous nos patients, à ce stade du programme, étaient pleins d'enthousiasme pour continuer et faire encore plus de progrès. Ils avaient tous maigri et savaient que le meilleur restait à venir.

La Phase 3 est construite sur les bases des Phases 1 et 2. Cette semaine, vous devrez réfléchir davantage à votre comportement dans la vie de tous les jours et dans vos rapports avec les autres. Vous allez adapter le *Régime sans régime* à vos propres besoins. Vous allez voir que le plus difficile sera sans doute de faire rire un enfant ou d'écouter plus attentivement un de vos interlocuteurs.

À présent, vous en savez davantage sur vos habitudes, vous êtes même peut-être surpris d'en avoir autant. Votre mission durant la Phase 3 est d'en dénombrer encore plus. Vous allez identifier les habitudes qui gouvernent votre façon de « Faire » et votre façon d'« Agir ». Chaque jour, vous devrez faire tomber une de ces habitudes et « faire quelque chose de différent ».

Même si vous avez déjà beaucoup travaillé dans ce sens lors des deux précédentes phases, il reste encore un peu de travail.

Témoignage

« Quand j'étais enfant, mes parents avaient une voiture et nous l'utilisions systématiquement à chaque déplacement. C'est pourquoi, en faisant le programme, je me suis fixée comme mission de marcher. Je n'avais jamais fait de promenade à pied en vingt ans et marcher pendant 30 minutes me paraissait être le comble du changement ! Ma promenade a été un vrai choc. Je l'ai faite après mon travail et je me suis sentie vraiment détendue après. Pourtant, les premières cinq minutes ont été une épreuve, je n'avais plus très envie de m'y mettre, je soufflais comme un bœuf mais en arrivant au parc, je suis tombée sous le charme, c'était tellement beau ! Il y avait des canards sur le lac, les fleurs du printemps venaient de s'ouvrir, les oiseaux chantaient. En rentrant chez moi, je me sentais bien. Désormais, je vais me promener trois à quatre fois par semaine. Je vais au magasin à pied au lieu de prendre ma voiture. Je sors parfois le chien de mon voisin, un vieux monsieur qui n'est pas en très bonne santé et qui est ravi de ce coup

>>>

>>>
de main. Je vais me balader jusqu'à ce que je me sente détendue, je regrette seulement de ne pas avoir découvert cela plus tôt !
Mon conseil à ceux qui font le programme ? Faites quelque chose que vous ne feriez vraiment pas normalement, quelque chose que vos parents vous empêchaient de faire quand vous étiez petit et faites-le ! Cela va sans doute vous plaire, mais même si ce n'est pas le cas, vous vous serez ouvert l'esprit et... vous aurez perdu du poids ! »

Emma, 38 ans

Faire quelque chose de différent : un bain

Quand vous prenez un bain, est-ce que c'est une simple routine dans votre vie ? Avez-vous pris l'habitude de vous savonner rapidement et de vous rincer aussitôt ? Que mettez-vous habituellement dans votre eau ? Si vous y versez un bain moussant banal acheté au supermarché, faites autre chose la prochaine fois. Il existe des sels de bain, des bulles, de l'huile, des bougies spéciales pour le bain, de l'aromathérapie, des sachets remplis d'herbes aromatiques, des laits et des huiles relaxantes.
Notre amie et agent, Sheila Crowley, est une femme formidable et très occupée. Mais elle trouve toujours le temps de se chouchouter. Elle nous a parlé d'une merveilleuse essence pour le bain qui donne vraiment l'impression de flotter sur l'eau alors que tous vos sens se régalent de fragrances merveilleuses.
La prochaine fois que vous prenez un bain, mettez de la musique, allumez des bougies et choisissez le parfum, l'huile, le lait ou la mousse que vous allez verser dans l'eau. Et pourquoi ne pas ajouter quelques pétales de fleurs ou des glaçons un soir d'été quand il fait très chaud ? Vous aurez transformé une activité quotidienne des plus banales en expérience divine !

Préparation de la Phase 3

Pour bien préparer cette étape, vous devez réfléchir à la façon dont vous vous comportez d'habitude avec les autres et comment vous vivez votre vie. Pour vous aider, nous avons préparé deux quiz à votre intention. Ils ne vous prendront que quelques minutes. L'objectif est de vous permettre d'avoir une vue d'ensemble sur toutes les habitudes que vous avez dans certains domaines. Ces quiz vous donneront un score qui vous permettra de personnaliser le *Régime sans régime* et de l'adapter à vos propres besoins. Ils vous indiqueront le nombre de jours que vous devez consacrer, soit à faire des choses nouvelles, soit à agir différemment avec les membres de votre entourage.
L'objectif est d'accomplir vos différentes missions en sept jours, afin d'optimiser vos bénéfices. Si vous faites une pause, reprenez où vous vous êtes arrêté, mais rappelez-vous que chaque interruption ralentit vos progrès, sans pour autant vous dire que vous avez échoué. On ne peut pas échouer en suivant le *Régime sans régime*. Simplement, vous n'exploitez pas vos progrès au maximum. En plus de ces différentes missions, nous vous demandons d'accomplir deux missions supplémentaires que vous pouvez choisir parmi les 26 que nous vous proposerons plus loin. À côté des régimes dans lesquels on calcule ce que l'on mange et on compte ses calories, la Phase 3, c'est très simple !

Faire quelque chose de différent : un thé

Chaque petite chose de notre vie est conduite par l'habitude. Prenez une simple tasse de thé. Un petit tour dans le moindre supermarché révélera qu'il y a dans ses rayons des dizaines de marques et de types de thé, en sachet, en poudre, du thé énergétique, du thé à la camomille, aux agrumes, au réglisse, à la menthe, du Lapsang Souchong ou pour le petit déjeuner. Saviez-vous qu'il existe du thé ayurvédique antistress ?
Et malgré tout ces choix, on achète toujours la même chose toutes les semaines soi-disant parce que c'est le meilleur. Mais

comment le savoir, puisqu'on n'essaie pas les autres !
Alors, cette semaine, pourquoi ne pas changer ?

Préparez-vous à « faire quelque chose de différent »
Et maintenant, concentrez-vous sur la façon dont vous vous comportez avec les autres et vos habitudes quotidiennes.

Quiz « RELATIONS » (avec les autres)

(Cochez chaque fois que vous répondez oui à une question)

- ☐ Réagissez-vous toujours de la même façon avec les autres ?
- ☐ Démarrez-vous rarement une conversation ?
- ☐ Voyez-vous toujours les mêmes gens tout le temps ?
- ☐ Évitez-vous ceux qui ne vous ressemblent pas ?
- ☐ Portez-vous rapidement un jugement sur les gens ?
- ☐ Dans une soirée, un dîner, attendez-vous que les autres parlent en premier ?
- ☐ Êtes-vous rancunier ?
- ☐ Voyez vous tout de suite les défauts des autres ?
- ☐ Vous est-il difficile de faire des compliments ou d'être élogieux ?
- ☐ Vous est-il impossible d'être ami avec des gens différents de vous, socialement ou politiquement, ou qui ne partagent pas vos idées ?
- ☐ Pensez-vous que la politesse n'est pas importante ?
- ☐ Pensez-vous que, quand cela va mal, c'est la faute des autres ?
- ☐ Pensez-vous que c'est à vos amis de vous téléphoner quand c'est leur tour ?
- ☐ Y a-t-il des gens avec lesquels vous êtes en désaccord ?
- ☐ Évitez-vous de vous fâcher avec les autres ?
- ☐ Pensez-vous qu'il y a des gens avec lesquels ce n'est pas la peine de parler ?

>>>

>>>

- ☐ Y a-t-il des gens qui ont de la chance d'être où ils sont ?
- ☐ Vous comportez-vous avec les autres comme ils se comportent avec vous ? (Par exemple, envoyer des cartes d'anniversaire ou de Noël.)
- ☐ Vous êtes-vous déjà brouillé avec des proches ?
- ☐ Ignorez-vous ceux qui ne vous intéressent pas ?
- ☐ Avez-vous peu d'amis ?
- ☐ Savez-vous garder un secret ou des confidences ?
- ☐ Êtes-vous jaloux de la chance de vos amis ?
- ☐ Vous délectez-vous des ragots et des on-dit ?
- ☐ Êtes-vous parfois impoli ou grossier ?

Interprétation des résultats

Soyez vraiment honnête. Combien de questions avez-vous cochées ? Faites le compte et reportez-vous aux résultats ci-dessous.

• ***Moins de 5 : Bas***

Apparemment, vous n'avez pas beaucoup de mauvaises habitudes sur le plan relationnel. C'est possible ou alors c'est parce que vous n'en avez pas conscience. Le premier pas pour casser les habitudes est de reconnaître qu'on en a. Si vous avez répondu sincèrement, vous vous débrouillez très bien sur le plan relationnel.

• ***Entre 5 et 10 : Moyen***

Comme la plupart des gens, vous avez un certain nombre d'habitudes qui régissent vos rapports aux autres et votre façon de les voir. Ces habitudes vous empêchent d'avancer et notamment de perdre du poids. Plus vous changerez dans ce domaine, plus vous vous rapprocherez de votre objectif.

• ***Plus de 10 : Élevé***

Vous reconnaissez que vous avez une façon trop systématique de vous comporter en société. C'est un bon début, maintenant vous savez ce qu'il vous reste à faire pour changer certains aspects de votre vie. Autant que possible, concentrez votre attention sur les habitudes de comportements que vous avez cochées.

Nous allons rechercher maintenant les domaines dans lesquels vous avez des habitudes de fonctionnement. Vous allez avoir des surprises, mais d'abord, répondez à ce petit quiz.

Quiz « ACTION » (Agir par habitude)

(Cochez chaque fois que vous répondez oui à une question)

- ☐ Dites-vous souvent que vous allez faire ceci ou cela mais vous ne le faites jamais ?
- ☐ Réagissez-vous toujours aux mêmes situations de la même façon ?
- ☐ Quand vous devez faire un choix, préférez-vous attendre plutôt que de prendre une décision ?
- ☐ Avez-vous beaucoup de travail en retard ?
- ☐ Pensez-vous que « faire quelque chose de différent », c'est bon pour les autres mais pas pour vous ?
- ☐ Pensez-vous que vous n'avez jamais le temps de faire ce qui vous plairait ?
- ☐ Pensez-vous qu'il est trop tard pour avoir la vie que vous aimeriez avoir ?
- ☐ Avez-vous peur de ce que les autres pourraient penser si vous changiez d'attitude et de façon de penser ?
- ☐ Pensez-vous que vous êtes prisonnier de la routine quotidienne et que vous ne pouvez pas faire les choses que vous aimeriez vraiment ?
- ☐ Agissez-vous toujours différemment de ce que vous dites ?
- ☐ Repoussez-vous l'idée que ce que vous faites est bien ?

>>>

>>>
- ☐ Pensez-vous qu'on ne peut pas trouver de plaisir dans l'accomplissement de tâches aussi banales que le jardinage ou les travaux ménagers ?
- ☐ Les réactions des autres sont-elles importantes pour vous ?
- ☐ Essayez-vous de toujours faire les mêmes choses de la même façon ?
- ☐ Êtes-vous plutôt du genre à rester en retrait pour qu'on ne vous remarque pas ?
- ☐ Fumez-vous ou buvez-vous trop d'alcool ?
- ☐ Demandez-vous aux autres de faire le travail à votre place ?
- ☐ Pensez-vous que vous êtes né comme cela et qu'il vous est impossible de changer ?
- ☐ Pensez-vous que vous avez une forte personnalité ?
- ☐ Faites-vous les choses de façon naturelle ?
- ☐ La journée passe-t-elle toujours trop vite ?
- ☐ Pensez-vous qu'il est difficile de changer ?
- ☐ Allez-vous en vacances au même endroit ?
- ☐ Faites-vous toujours la même chose les mêmes soirs de la semaine ?
- ☐ Fréquentez-vous toujours les mêmes personnes ?

Interprétation des résultats

Soyez vraiment honnête. Combien de questions avez-vous cochées ? Faites le compte et reportez-vous aux résultats ci-dessous.

- ***Moins de 5 : Bas***

Vous n'avez apparemment pas pris trop de mauvaises habitudes dans ce domaine, cela signifie que cela ne sera pas trop difficile pour vous d'augmenter le nombre d'activités que vous aimez faire. C'est une bonne nouvelle ! Commencez par dresser la liste des questions auxquelles vous avez répondu « Oui », ce sont les mauvaises habitudes dont vous devez vous débarrasser en premier.

- ***Entre 5 et 10 : Moyen***

Votre façon de penser limite votre champ d'action et votre flexibilité dans l'accomplissement de ce que vous faites. Il faut casser ces habitudes. C'est ce à quoi vous allez vous employer la semaine prochaine. Vous êtes sur la bonne voie pour atteindre vos objectifs.

- ***Plus de 10 : Élevé***

Vous savez que vous avez mis en place de nombreuses habitudes de fonctionnement. C'est un bon début à partir duquel vous allez progresser, plus loin et plus haut !

Quel est le programme ?

Regardez vos scores, bas, moyen, élevé, dans les domaines des relations aux autres et de votre façon de faire les choses. Et reportez-vous au tableau ci-dessous. Vous verrez votre programme durant la Phase 3. Si votre score est haut dans le quiz « Relations » et bas dans celui « Action », cela signifie que pendant la Phase 3, vous aurez un jour « Action » et six jours « Relations ». Ou bien, si votre score est bas à la fois sur les questions « Relations » et sur celles du quiz « Action », vous aurez au programme trois jours « Action » et trois jours « Relations ». Le jour où vous accomplissez vos missions importe peu, ce qui est essentiel, en revanche, c'est de bien respecter le nombre de tâches qui vous sont imparties chacune dans son domaine. Si vous ne parvenez pas à les réaliser en sept jours, prenez un jour de plus. Si vous vous interrompez ou que vous ne faites pas la Phase 3 complètement, vous gâchez vos chances de succès et de perte de poids.

Tableau Action et Relations

	Action Score bas	Action Score moyen	Action Score élevé
Relations Score bas	3 jours Action 4 jours Relations	5 jours Action 2 jours Relations	6 jours Action 1 jour Relations
Relations Score moyen	2 jours Action 1 jour Relations	3 jours Action 4 jours Relations	5 jours Action 2 jours Relations
Relations Score élevé	1 jour Action 6 jours Relations	2 jours Action 5 jours Relations	3 jours Action 4 jours Relations

Les jours Relations

Ces jours-là, vous devez agir différemment avec les autres. L'objectif n'est pas de modifier votre caractère ou de vous faire un lavage de cerveau, c'est tout simplement de vous permettre de sortir de la routine dans laquelle vous évoluez. Vous allez découvrir qu'en vous comportant un peu différemment que de coutume avec les gens que vous fréquentez au quotidien, en agissant positivement plutôt que négativement, les gens s'intéresseront davantage à vous. Vous verrez un nouvel aspect de leur personnalité et eux aussi vous verront sous un autre jour. Alors vous serez entraîné dans un véritable cercle vertueux, en opposition au cercle vicieux, dont l'effet sur votre vie et sur vos relations aux autres sera positif et immédiat.

Souvenez-vous que le principe de base du *Régime sans régime* est de « faire quelque chose de différent » afin de « recevoir quelque chose de différent » en retour. En cassant les habitudes qui dominent votre façon d'agir avec les autres, vous vous rapprocherez de votre but qui est de perdre du poids.

Choisissez maintenant parmi les missions que nous vous proposons ci-dessous et accomplissez-les dans la semaine.

□ Écouter

Prenez le temps d'écouter ce que disent les gens autour de vous plutôt que de finir leurs phrases. Concentrez-vous à 100 % sur ce qu'ils disent. N'intervenez pas, ne mettez pas votre grain de sel, ne parlez pas à leur place et n'offrez pas de solution à leurs problèmes. Vous gagnerez beaucoup en vous concentrant sur ce que vous dit votre interlocuteur plutôt que de réfléchir à ce que vous allez lui répondre. En récompense, vous aurez une plus grande empathie avec les autres. Vous pouvez aussi aller plus loin, au lieu de donner votre point de vue quand votre interlocuteur a fini de parler, demandez-lui de vous en dire plus ou de donner plus de détails.

□ Demander

N'hésitez plus à demander ce que vous voulez. Si vous avez une question, posez-la. Ne faites pas comme si vous saviez déjà. Personne ne croit que vous avez toutes les informations dont vous avez besoin car nul n'a la science infuse. Si vous avez le moindre doute, demandez des éclaircissements. Et une fois que vous avez osé demander, allez un peu plus loin. Posez à votre interlocuteur, ami ou collègue, une question plus personnelle pour mieux le connaître. Demandez à une personne joyeuse le secret de son heureux caractère, demandez à votre collègue où il aimerait passer un week-end idéal, ou décrochez votre téléphone et dites : « Cela faisait longtemps que je voulais te demander... »

□ Donner

Aujourd'hui, faites un cadeau. Offrez un compliment, du temps, et surtout donnez sans rien attendre en retour. Si vous savez ce que vous aimeriez recevoir de la part des autres, il y a plus de chance pour que cela marche, si vous le leur offrez en premier. Si vous voulez que l'on vous respecte, respectez les autres ; si vous savez apprécier le travail des autres, le vôtre sera complimenté la prochaine fois ; si vous voulez plus de relations amicales, faites le premier pas et passez un coup de fil.

□ Innover

Faites-vous un nouvel ami, faites quelque chose de nouveau avec un ami, ou essayez d'entrer en contact avec quelqu'un de nouveau. Si vous continuez sur la même voie, rien de nouveau ne se passera, alors n'ayez pas peur du changement, cela ne peut que mieux se passer. Si demander de l'aide à vos enfants de manière agressive ne donne pas les résultats escomptés, essayez le sourire, demandez-leur gentiment. Ce ton nouveau pourrait être un électrochoc pour eux.

□ Découvrir

Prenez le temps de découvrir quelque chose de nouveau à propos de quelqu'un que vous connaissez. Cherchez pourquoi vos amis vous apprécient, ou cherchez comment vous améliorer dans votre relation aux autres. Nous avançons tous avec des œillères, chacun a des domaines dans lesquels il pourrait s'améliorer. Les identifier c'est faire un grand pas en avant, c'est la clé du développement personnel. Réfléchissez à ce que vous ignorez dans votre domaine professionnel, votre travail lui-même ou vos collègues. Cela va vous ouvrir de nouvelles perspectives qui vous seront très profitables. Vous pouvez aussi acheter un livre sur un sujet qui vous a toujours fasciné et en apprendre davantage sur ce thème.

□ Aider

Faites quelque chose pour quelqu'un, offrez votre aide, soyez utile. Aider les autres à apprendre et à évoluer est aussi bénéfique pour ceux qui sont aidés que pour ceux qui apportent de l'aide. Ne tirez pas la couverture à vous, le bénéfice est invisible et ne se réclame pas. Partager, aider procurent les meilleurs résultats sur le long terme. Regardez autour de vous pour voir si on a besoin de votre aide. Si vos amis n'ont pas le moral, pourquoi ne pas les inviter à dîner ou bien pourquoi ne pas jeter un œil aux petites annonces du quartier ? Bien souvent, les associations recherchent des bénévoles, vous pouvez donner un coup de main.

Les jours Action

Choisissez entre les six missions ci-dessous en fonction de votre score. Cochez celle(s) que vous choisissez. Ne vous inquiétez pas, vous pourrez modifier votre choix plus tard.

□ Marcher

Faites une promenade durant 30 minutes avant, après le travail ou à l'heure du déjeuner. Cela vous permettra de décompresser, de changer d'air dans tous les sens du terme. Marcher libère l'esprit et aide à prendre du recul sur les choses. Cela permet de casser la routine et de redevenir plus créatif, d'ouvrir de nouvelles perspectives et de renforcer la volonté. Et, au moins, cela vous fera sortir de la routine quotidienne.

□ Créer

Laissez libre cours à votre imagination. Achetez de la peinture et faites un tableau, sculptez avec de l'argile ou plantez des graines. Faites votre pain, fabriquez vos cartes de vœux... Les habitudes tuent la créativité, le meilleur moyen de se libérer est donc de créer quelque chose de nouveau. Cela va certainement réveiller des aspects de votre personnalité qui se sont fossilisés depuis des années. Ce n'est pas un concours, peu importe ce que vous créez, la créativité engendre la créativité.

□ Agir

Commencez une nouvelle activité ou recommencez celle que vous faisiez autrefois. L'objectif est de « faire quelque chose de différent », pas de devenir un expert. Faites la démarche sérieusement, pas seulement pour tuer le temps, et en vous souvenant que ce n'est pas non plus une compétition. Profitez-en pour apprendre quelque chose sur vous. À quand remonte la dernière fois où vous avez fait quelque chose pour vous, quelque chose qui vous a plu et vous a sorti de la routine ? Pourquoi ne pas enfin démarrer le fameux projet que vous remettez sans cesse à plus tard ? Cela peut être très terre à terre, comme ranger un placard ou votre garage. Votre choix importe peu, et si vous êtes fatigué après, tant mieux ! Vous pouvez aussi vous rendre au club de sport près de chez vous pour vous renseigner sur les activités qu'il propose. Avez-vous déjà pensé au yoga, au tai-chi, au tir à l'arc ou encore à l'escrime ? Et pourquoi ne pas louer des rollers pour une petite balade, faire un tour en vélo ou grimper dans les arbres avec les enfants ? Le but encore une fois n'est pas de devenir un athlète, mais de découvrir de nouvelles façons intéressantes de passer votre temps. Essayez, cela ne coûte rien, et il se pourrait même que cela vous plaise !

□ Apprendre

Découvrez quelque chose de nouveau sur le monde qui vous entoure. Apprenez des mots nouveaux et pourquoi pas dans une nouvelle langue, apprenez à vous servir de nouveaux gadgets ou essayez de comprendre comment fonctionne une nouvelle machine. L'objectif est de découvrir différentes façons de voir et d'interpréter les choses. Souvenez-vous, si vous faites toujours la même chose, vous répéterez les mêmes habitudes de pensée. Faites travailler votre esprit, vous serez étonné de voir à quel point il est actif !

□ Rester debout

Quand vous rentrez chez vous le soir, après le travail, ne vous asseyez pas tout de suite, attendez une demi-heure. Peu importe ce que vous faites pendant cette demi-heure, mais surtout ne vous asseyez pas. Comment vous sentez-vous ? Cela vous donne-t-il un nouveau point de vue sur les choses ? Est-ce que cela vous empêche de retomber dans vos vieilles habitudes ? Occupez-vous comme vous voulez, faites du ménage, de la gym, ce que vous voulez, mais debout.

Souvenez-vous qu'il s'agit de « faire quelque chose de différent ».

□ Changer

Modifiez votre façon de faire les choses ou de vous habiller, asseyez-vous dans le jardin pour lire, il suffit de vous couvrir s'il fait frais. Et pourquoi pas une nouvelle coiffure ou un nouveau maquillage ? Changez votre routine quotidienne, faites les choses dans un ordre différent, rencontrez un ami en semaine plutôt que le week-end, allez faire un tour sous les étoiles avec votre partenaire, disposez les meubles différemment dans le salon. Rendre les choses différentes vous permet de les voir sous un jour nouveau.

Témoignage

« Je ne sais toujours pas comment le *Régime sans régime* m'a fait maigrir, mais c'est un fait, j'ai perdu du poids. L'une des missions était de changer mon trajet pour aller au bureau. Cela m'a pris cinq minutes de plus et franchement, je n'en voyais pas l'intérêt sur le moment. Et puis, sur un mur, j'ai aperçu une annonce pour un chœur qui recherchait des chanteurs. Chanter a toujours été ma passion, alors je les ai appelés. Désormais, je vais à la chorale deux fois par semaine et nous allons chanter dans les hôpitaux et dans les maisons de retraite. J'adore chanter et j'adore rencontrer des gens nouveaux. "Faire quelque chose de différent" m'a aidé à maigrir, car si je n'avais pas changé de trajet ce jour-là, jamais je n'aurais vu cette affiche et rien de nouveau ne se serait produit dans ma vie. Je suis à la fois ravi d'avoir maigri et de faire partie de cette chorale. »

Jan, 49 ans

Les missions de la semaine

Nous y sommes presque. Tout ce que vous avez à faire est de choisir deux activités dans la liste des 26 tâches qui vous sont proposées ci-dessous et la Phase 3 sera achevée. Ces deux missions peuvent être réalisées n'importe quel jour de la semaine qui arrive. Choisissez deux missions que vous n'accompliriez pas normalement ou dans lesquelles vous n'êtes pas très à l'aise. Il ne s'agit pas de faire des choses impossibles, mais plus vous fournirez d'effort, plus ce sera nouveau pour vous, plus cela vous aidera à casser vos habitudes et plus vous perdrez de poids.

Missions à réaliser	**Date prévue**	**Mission réalisée le**
1. Musique Écouter de nouvelles musiques		
2. Vêtements Changer de style		
3. Théâtre Aller voir une pièce		
4. Lister Vos rêves d'enfant		
5. Rire Avec vos enfants, un vrai fou rire !		
6. Chanter Dans votre bain		
7. Être aimable Avec quelqu'un que vous n'appréciez pas		
8. Agir Sans préjugés, même si vous en avez		

9. Lister Vos buts dans la vie		
10. Se lever À des heures différentes		
11. Lister Les choses inutiles		
12. Danser Seul pendant deux minutes		
13. Lister Vos projets pour la semaine prochaine		
14. Nettoyer Ce que vous ne faites jamais		
15. Parler À un voisin		
16. Écouter Quelqu'un d'ennuyeux sans bâiller		
17. Crier Votre nom à tue-tête pendant une minute		
18. Lister Les qualités de votre partenaire		
19. Se coucher Une heure plus tôt		
20. Faire Quelque chose de nouveau avec les enfants		
21. Jeter Ce dont vous n'avez plus besoin		
22. Estimer Votre poids dans 5 ans		

23. Éteindre Votre portable durant une journée		
24. Apprendre Une nouvelle technique		
25. Faire Du yoga		
26. Être Davantage à l'écoute		

ÉTAPE 15

Date :

....

QUEL TYPE DE MISSION ALLEZ-VOUS REMPLIR AUJOURD'HUI ?
Entourez celle qui correspond à votre profil

Action **Relations**

Cochez la case correspondant à votre mission du jour. Pour plus de détails, relisez les jours **Action** et **Relations** (voir pp. 144 à 149).

Action		Relations	
Marcher		Écouter	
Créer		Demander	
Agir		Donner	
Apprendre		Innover	
Rester debout		Découvrir	
Changer		Aider	

N'oubliez pas de faire les deux missions supplémentaires.

Laissez tomber la mauvaise habitude de *vous donner de fausses excuses* pour ne pas faire les choses. Soyez honnête avec vous-même.

ÉTAPE 16

Date :

....

QUEL TYPE DE MISSION ALLEZ-VOUS REMPLIR AUJOURD'HUI ?
Entourez celle qui correspond à votre profil

Action **Relations**

Cochez la case correspondant à votre mission du jour. Pour plus de détails, relisez les jours **Action** et **Relations** (voir pp. 144 à 149).

Action		Relations	
Marcher		Écouter	
Créer		Demander	
Agir		Donner	
Apprendre		Innover	
Rester debout		Découvrir	
Changer		Aider	

N'oubliez pas de faire les deux missions supplémentaires.

Laissez tomber la mauvaise habitude d'*être trop pressé* pour ne pas faire les choses. Réservez-vous chaque jour un petit moment de calme pour vous-même. Entraînez-vous à prendre le temps pour agir autrement.

ÉTAPE 17

Date :

....

QUEL TYPE DE MISSION ALLEZ-VOUS REMPLIR AUJOURD'HUI ?
Entourez celle qui correspond à votre profil

Action **Relations**

Cochez la case correspondant à votre mission du jour. Pour plus de détails, relisez les jours **Action** et **Relations** (voir pp. 144 à 149).

Action		Relations	
Marcher		Écouter	
Créer		Demander	
Agir		Donner	
Apprendre		Innover	
Rester debout		Découvrir	
Changer		Aider	

N'oubliez pas de faire les deux missions supplémentaires.

Laissez tomber la mauvaise habitude d'*avoir peur*. Ne vous laissez pas décourager par les défis, prenez-les plutôt comme une opportunité d'évoluer.

ÉTAPE 18

Date :

....

QUEL TYPE DE MISSION ALLEZ-VOUS REMPLIR AUJOURD'HUI ?
Entourez celle qui correspond à votre profil

Action **Relations**

Cochez la case correspondant à votre mission du jour. Pour plus de détails, relisez les jours **Action** et **Relations** (voir pp. 144 à 149).

Action		Relations	
Marcher		Écouter	
Créer		Demander	
Agir		Donner	
Apprendre		Innover	
Rester debout		Découvrir	
Changer		Aider	

N'oubliez pas de faire les deux missions supplémentaires.

Laissez tomber la mauvaise habitude de *trop parler*. Nombreux sont ceux qui parlent trop et n'écoutent pas. Soyez attentif à ce que l'on vous dit. N'interrompez pas votre interlocuteur. Parlez de lui, pas de vous et n'attendez rien en retour.

ÉTAPE 19

Date :

....

QUEL TYPE DE MISSION ALLEZ-VOUS REMPLIR AUJOURD'HUI ?
Entourez celle qui correspond à votre profil

Action **Relations**

Cochez la case correspondant à votre mission du jour. Pour plus de détails, relisez les jours **Action** et **Relations** (voir pp. 144 à 149).

Action		Relations	
Marcher		Écouter	
Créer		Demander	
Agir		Donner	
Apprendre		Innover	
Rester debout		Découvrir	
Changer		Aider	

N'oubliez pas de faire les deux missions supplémentaires.

Laissez tomber la mauvaise habitude de *rejeter la responsabilité sur les autres*. Dire que ce n'est pas de votre faute est une façon d'éviter d'être responsable de vos propres actions. Arrêtez de rendre les autres coupables de tout ce qui va mal. Ne vous en prenez pas aux autres si vous faites une erreur mais tirez-en une leçon pour l'avenir.

ÉTAPE 20

Date :

....

QUEL TYPE DE MISSION ALLEZ-VOUS REMPLIR AUJOURD'HUI ?
Entourez celle qui correspond à votre profil

Action **Relations**

Cochez la case correspondant à votre mission du jour. Pour plus de détails, relisez les jours **Action** et **Relations** (voir pp. 144 à 149).

Action		**Relations**	
Marcher		Écouter	
Créer		Demander	
Agir		Donner	
Apprendre		Innover	
Rester debout		Découvrir	
Changer		Aider	

N'oubliez pas de faire les deux missions supplémentaires.

Laissez tomber la mauvaise habitude d'*attendre quelque chose des autres*. Donnez ou faites plus que ce que l'on attend de vous sans rien attendre en échange. Mesurer systématiquement ce que les autres font pour nous génère des émotions négatives et nuit aux bonnes relations avec l'entourage.

ÉTAPE 21

Date :

....

QUEL TYPE DE MISSION ALLEZ-VOUS REMPLIR AUJOURD'HUI ?
Entourez celle qui correspond à votre profil

Action **Relations**

Cochez la case correspondant à votre mission du jour. Pour plus de détails, relisez les jours **Action** et **Relations** (voir pp. 144 à 149).

Action		Relations	
Marcher		Écouter	
Créer		Demander	
Agir		Donner	
Apprendre		Innover	
Rester debout		Découvrir	
Changer		Aider	

N'oubliez pas de faire les deux missions supplémentaires.

Laissez tomber la mauvaise habitude de *parler toujours du passé*. Le passé est derrière vous. Ne regardez pas en arrière. Seul le présent compte.

Résumé

• Vous devez avoir perdu pas mal de poids maintenant. Et dans sept jours, vous aurez encore tellement changé que la perte de poids continuera durant les semaines et les mois qui vont suivre, bien après avoir terminé le *Régime sans régime*.

• Vous avez réussi cette impressionnante transformation en cassant les habitudes comportementales (Relations) et les habitudes qui contrôlent votre façon de faire les choses (Action).

• Vous avez ainsi créé un cercle vertueux qui, à long terme, va vous permettre de maigrir et d'améliorer votre vie.

• Plus vous avez été constant dans la poursuite du programme, plus vous avez perdu de poids.

CHAPITRE IX

Phase 4 : objectif transformation

« Vous saurez ce que vous valez aux yeux du monde après avoir déduit vos mauvaises habitudes de vos bonnes. »
Benjamin FRANKLIN

Si vous avez bien suivi le *Régime sans régime*, votre perte de poids a désormais atteint sa vitesse de croisière. Vous allez continuer à maigrir à votre rythme, n'essayez pas d'aller plus vite ou de perdre plus que ce que vous êtes en train de perdre naturellement. Souvenez-vous que vous n'êtes pas au régime.
Faites un petit jeu, comparez le *Régime sans régime* avec n'importe quel régime de votre choix. Si vous aviez suivi un de ces régimes traditionnels plutôt que le *Régime sans régime*, vous savez que vous auriez déjà abandonné, car la plupart des régimes sont interrompus avant trois semaines. Et si vous aviez résisté plus longtemps, vous seriez près de craquer, puis d'abandonner. Vous seriez fatigué, irritable, et pas mal déprimé. Comparez ce résultat avec ce que vous ressentez aujourd'hui, vous sentez-vous plus heureux ? Avez-vous de nombreux projets ?
En suivant le *Régime sans régime*, vous avez fait le bon choix. Comme vous le savez, **avec ce programme, on perd en moyenne 1 % de son poids par semaine, ce qui fait entre 500 g et 1 kg par semaine**. Certains perdent plus, d'autres moins. Mais le plus important dans tout cela, c'est que le processus est facile et amusant. Vous allez continuer à maigrir jusqu'à ce que vous ayez atteint votre poids de forme, cela peut être la semaine

prochaine ou la suivante, si vous aviez peu de kilos à perdre. Cela pourra prendre plusieurs mois si vous aviez une surcharge importante. Et surtout, n'oubliez pas que cette perte de poids se fait de façon saine et durable. Nos recherches montrent clairement que la majorité de ceux qui achèvent la Phase 4 continuent de maigrir jusqu'à ce qu'ils atteignent leur poids idéal naturel. En d'autres termes, si vous allez jusqu'au bout de la Phase 4, *vous n'aurez plus jamais besoin de suivre un régime amaigrissant !*

La Phase 4 est l'étape où vous abandonnez définitivement les anciennes habitudes dont vous étiez prisonnier, pour devenir plus flexible. **Alors que les vieilles habitudes se dissolvent, inconsciemment votre corps s'habitue à une nouvelle façon de vivre plus saine. C'est un processus qui s'accomplit naturellement et sans aucun effort.**

Dans le chapitre 4, nous vous avons expliqué qu'il y a deux types d'habitudes qui gouvernent votre vie : les habitudes proximales et les habitudes distales. Ces deux types d'habitudes agissent ensemble pour contrôler les trois domaines principaux de votre vie : votre façon de *penser*, votre façon de vous *comporter* et votre façon d'*agir*.

Chaque habitude est soutenue par d'autres et elle-même soutient les autres, créant ainsi un réseau très solide qui se renforce lui-même en permanence. Prise une par une, chaque habitude est assez faible, mais imbriquées les unes dans les autres, elles constituent un réseau inextricable. Certaines habitudes font que vous êtes trop gros. Et même si votre corps n'a pas envie de ce surpoids, les mauvaises habitudes que vous avez prises en la matière se sont renforcées au fil des ans à cause du temps et des autres habitudes qui ont consolidé les premières. Impossible, dans ces conditions, de perdre le moindre kilo sans bouleverser toute la toile d'araignée !

Voilà pourquoi les régimes échouent, car ils ne s'attaquent qu'aux habitudes alimentaires.

Voilà pourquoi vous avez décidé de suivre le *Régime sans régime*.

Voilà pourquoi vous vous êtes attaqué au début de la Phase 1 aux habitudes faciles. Une fois celles-ci éliminées, nous avons avancé vers le centre de la toile en défaisant patiemment chacune des mauvaises habitudes qui la constituaient et plus vous avanciez, plus la progression était simple. Maintenant que nous sommes arrivés au centre de la toile, nous allons défaire les habitudes qui contrôlent votre façon de penser.

Témoignage

Roger a 41 ans. Il souffre d'un surpoids depuis son adolescence. À l'école, tout le monde se moquait de lui à cause de son poids. Depuis qu'il a commencé le *Régime sans régime*, il a perdu 15,5 kg. Il pèse désormais 74 kg, ce qui est un poids correct pour un homme mesurant 1,75 m.

« Je suis quelqu'un de timide, alors ce que j'ai trouvé le plus difficile dans le *Régime sans régime*, c'était la Phase 4 parce que j'avais très peur de ne pas pouvoir changer ma façon de me comporter. J'en avais envie, mais je n'étais pas sûr d'y arriver. Je me suis dit que j'allais faire tout mon possible et on verrait bien. Le plus difficile a été "d'avoir moins peur". Parler en public m'a toujours terrifié. Même quand il y a peu de personnes, j'ai peur de prendre la parole. Alors, je l'ai fait à ma manière, ce n'était pas facile car je déteste me faire remarquer, mais j'ai commencé par donner mon opinion lors de réunions professionnelles et chacun a accepté mon point de vue, ce qui a permis de démarrer une discussion. Dans les réunions qui ont suivi, mes collègues ont pris l'habitude de me demander mon avis. J'ai appliqué la même méthode avec les autres étapes de la Phase 4. Dans mon cas, il fallait que j'avance à mon rythme, petit pas après petit pas.

J'étais persuadé que je n'y arriverais pas et pourtant, j'ai réussi, je suis allé jusqu'au bout de la Phase 4. Je suis encore trop timide et je n'aime toujours pas parler en public, mais j'ai maigri et j'ai davantage confiance en moi. »

La plupart d'entre nous pense et agit toujours de la même façon. Oui, la façon de penser est aussi régie par l'habitude. Les processus psychologiques qui déterminent ce que nous pensons, notre attitude face à la nourriture et à l'activité physique, sont profondément enfouis dans notre subconscient et, à notre insu, deviennent routiniers. La majorité de nos opinions peuvent se transformer en habitudes de pensée. C'est incroyable de voir à quel point notre monde moderne est bâti sur toute une série d'habitudes.
Au travail comme dans les loisirs, nous avons finalement très peu de choix. Plus le temps passe, plus il est difficile d'avoir une pensée indépendante de nos habitudes et comme nous vivons dans une société de consommation, en particulier de nourriture, où le but de chacun est d'avoir une vie plus facile, il ne faut pas s'étonner qu'il y ait autant d'obèses.

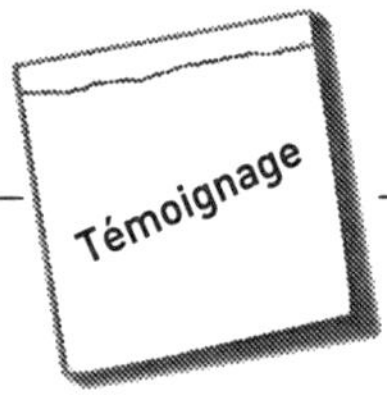

« Ce qui a vraiment été un grand changement pour moi, c'est de faire mes courses dans des supermarchés différents. C'était une de mes missions de la semaine. J'ai fait mes courses en regardant ce que j'achetais, pas en mettant dans mon chariot ce que je prends automatiquement à chaque fois. Par exemple, j'ai acheté du riz à la place des pommes de terre et ma famille a beaucoup aimé. J'ai cuisiné de façon plus saine pour tout le monde. Mon mari s'y est mis lui aussi. J'ai trouvé cela amusant et sympa car, à part faire griller un toast, il ne fait rien d'habitude. Lui aussi a maigri.
Changer de supermarché, ce n'est apparemment pas un grand changement, mais cela a eu des conséquences incroyables dans nos vies. »

Helen, 37 ans

Heureusement, à ce stade du programme, vous avez déjà bien attaqué la toile d'araignée de vos habitudes. Les Phases 1, 2 et 3 ont démarré le processus, la Phase 4 va l'achever en vous aidant à changer les habitudes de pensée les plus profondes. Une fois cette étape accomplie, vous serez beaucoup plus flexible et « adaptable ». Vous pourrez conduire votre vie de la façon qui vous sera la plus profitable car vous ne serez plus prisonnier ni de vos habitudes, ni de votre passé.

Vous serez libre de prendre les meilleures décisions possibles. Cela signifie en pratique que vous ne serez plus prisonnier du cercle vicieux des régimes qui ne vous mènent nulle part. Vous perdrez du poids sans effort et verrez disparaître culpabilité, anxiété et dépression. Vous savez que vous êtes capable de changer et de casser les habitudes qui vous ligotent. Il est temps maintenant d'utiliser ces nouveaux outils pour continuer à maigrir. Pour donner le coup d'envoi de cette transformation profonde, nous vous demandons chaque jour de :

- **Vous conduire différemment avec quelqu'un.**
- **Réagir différemment devant une situation.**

En accomplissant ces missions, nous vous demandons de réfléchir à ce que vous faites. Il est vraiment vital que vous ayez pleinement conscience de ce que vous êtes en train de faire. Quand vous agissez automatiquement et sans y penser, vous laissez le champ libre aux habitudes, c'est pourquoi les régimes ne marchent pas. C'est aussi pour cette raison que les désordres alimentaires prennent le contrôle dans votre vie.

En réalisant cela, vous êtes sur la bonne voie. Vous avez commencé à adopter la façon de penser des minces. Cela rend la vie plus amusante et plus intéressante, mais cela apporte aussi de nombreux bénéfices. La perte de poids en est un mais il y en a d'autres comme nous le verrons plus tard.

Certains de nos patients nous ont fait remarquer que la Phase 4 est plus délicate que les autres phases du programme.
Pour des raisons professionnelles par exemple, ils n'ont pas pu réaliser les missions recommandées aux jours dits, si bien qu'ils ont tout arrêté avec un sentiment d'échec.
Répétons encore une fois qu'avec le *Régime sans régime*, il n'y a jamais d'échec !
Si vous n'arrivez pas à remplir votre mission pour telle ou telle raison le jour où celle-ci est au programme, faites-la le jour suivant ; et si vous avez interrompu le programme, reprenez-le le plus rapidement possible à l'endroit où vous vous êtes arrêté.
C'est aussi simple que cela !

Nous avons également conscience que certaines des missions sont difficiles à réaliser en raison d'emplois du temps trop chargés ou parce que le programme va trop vite. Certains de nos patients nous ont dit qu'ils préfèreraient disposer de quelques jours supplémentaires pour accomplir chacune des phases du programme. Ils pensent que cela leur permettrait de prendre le temps de rompre avec leurs anciennes habitudes et donc de faire davantage de progrès dans la voie du changement. Si c'est votre cas, n'hésitez surtout pas à prendre quelques jours de plus pour achever chacune de vos missions. Bien sûr, si vous pouvez suivre le programme tel qu'il vous est recommandé, c'est l'idéal, mais ne vous inquiétez pas : surtout ne culpabilisez pas si vous avez besoin de plus de temps ! Donnez-vous trois jours au lieu d'un, consacrez le premier à vous familiariser avec le thème de la mission et les deux suivants à l'accomplir et à la peaufiner. N'oubliez pas que l'objectif n'est pas d'atteindre la perfection mais de faire de petits pas successifs vers le changement, en allant d'une mission à une autre comme on monte les marches d'un escalier. Vous pouvez aussi décider, une fois que vous avez terminé la Phase 4 et avant de passer à la Phase 5, de faire une deuxième fois la Phase 4.

Nous vous rappelons que le *Régime sans régime* n'est ni un examen ni une course. Si à la fin de l'étape 28 vous vous connaissez mieux et vous vous aimez davantage, vous aurez gagné bien plus que la perte de quelques kilos. Soyez rassuré : à la fin de la Phase 4, 95 % des personnes ont perdu un nombre substantiel de kilos !

Avant de commencer

Nous vous demandons, à chacune des étapes, de vous mettre dans l'état d'esprit du jour, comme l'ouverture d'esprit ou l'audace.
Chaque jour, nous vous demanderons de travailler dans un domaine en particulier. Nous souhaitons que vous adoptiez cet état d'esprit dans votre relation ou dans une situation. Ce n'est pas aussi difficile que cela paraît. Par exemple, si c'est le jour « Ouverture d'esprit », nous vous demandons de diriger votre attention sur une personne de votre entourage. Vous devrez l'observer attentivement afin de vous souvenir des vêtements qu'elle porte, de la couleur de ses yeux, du timbre de sa voix.
Le même jour, nous vous demanderons d'appliquer le même état d'esprit à une situation que vous rencontrerez. Par exemple, si vous prenez le bus pour aller travailler, vous devrez vous souvenir de la route que vous empruntez, du nombre de personnes autour de vous, de la couleur du ciel et du sourire du conducteur de bus (si c'est votre jour de chance).

Les sept états d'esprit

- ***La responsabilité personnelle***
- ***L'ouverture d'esprit***
- ***L'audace***
- ***L'équilibre***
- ***La conscience***

- ***L'intelligence émotionnelle***
- ***L'intelligence sociale***

Ne soyez pas rebuté par ces termes, ils sont faciles à comprendre et chacun de ces états d'esprit sera expliqué plus loin.

Les acteurs de votre changement

Vous devez maintenant dresser la liste de six personnes que vous allez rencontrer cette semaine. Cela inclut votre partenaire ou époux(se), collègue, ami(e), patron, ou quelqu'un que vous ne connaissez pas du tout, comme le chauffeur du bus par exemple.

Vous êtes libre de composer la liste comme vous le souhaitez, alors, faites preuve d'imagination. Si vous n'y arrivez pas complètement, écrivez quelques noms et ajoutez ceux qui manquent au cours de la semaine.

Écrivez les six noms ci-dessous :

1 ....
2 ....
3 ....
4 ....
5 ....
6 ....

Les situations à affronter

Dressez maintenant la liste des situations qui vont vous permettre d'appliquer les différents états d'esprit. Il peut s'agir de situations professionnelles ou familiales qui vous stressent. On peut aussi penser à des situations où les choses ne se passent pas aussi bien qu'elles le devraient. C'est, par exemple, quand vous amenez les enfants à l'école ou que vous allez au bureau, une réunion avec votre patron, quand vous faites la queue à la caisse du supermarché ou quand vous discutez avec votre partenaire.

Ce sont des situations qui vous sont personnelles. Il n'y a que vous qui puissiez choisir. Vous êtes libre de composer la liste. Si vous n'y arrivez pas entièrement, vous la compléterez en cours de semaine.

Écrivez les six situations ci-dessous :

1 ....
2 ....
3 ....
4 ....
5 ....
6 ....

Ce que vous devrez faire

Nous vous demandons de choisir, chaque jour, un état d'esprit et de vous comporter ainsi avec une des personnes et dans une des situations que vous avez choisies dans les listes ci-dessus.

Avec une personne de votre entourage

Réfléchissez attentivement à la manière dont vous vous comportez habituellement. Visualisez la scène. Si cela peut vous aider, écrivez le fruit de votre réflexion, puis mettez en œuvre les changements que vous avez décidés. Votre objectif est de :

- ***Vous comporter différemment avec cette personne.***
- ***Veiller à ce que votre comportement soit dicté par l'état d'esprit du jour. Vous devrez vous comporter plus radicalement ou de façon opposée à votre manière habituelle.***

Soulignons à nouveau combien il est important que vous ayez un comportement approprié à la situation.

Situations

Réfléchissez soigneusement à la façon dont vous vous comportez habituellement dans la situation choisie. Visualisez-la et, si besoin, écrivez-la sur une feuille. Puis lancez-vous avec pour objectif cette fois de :

- ***Réagir d'une manière différente de celle qui vous est coutumière.***
- ***Vous comporter selon l'état d'esprit du jour, ce qui suppose une manière nouvelle.***

N'oubliez pas que le but est de « faire quelque chose de différent », alors ne choisissez pas la même personne et la même situation chaque jour !

ÉTAPE 22

Date :

....

VOTRE ÉTAT D'ESPRIT AUJOURD'HUI :

La responsabilité personnelle

Être responsable veut dire assumer vos propres actes. Cela signifie que vous ne reprochez pas aux autres les erreurs que vous avez commises ou la situation dans laquelle vous êtes. C'est le thème de la journée, alors jouez le jeu !

Votre mission aujourd'hui est de changer votre attitude afin d'améliorer votre responsabilité. Par exemple, faire quelque chose que vous ne faites pas d'habitude, ou faire différemment.

Mais c'est aussi :

- Ne pas inventer d'excuses. Si vous êtes en retard à un rendez-vous, ne dites pas que c'est à cause des embouteillages, reconnaissez que c'est de votre faute.
- Ne pas en vouloir aux autres quand cela ne se passe pas comme vous le voudriez. Soyez honnête avec vous-même. Assumez vos responsabilités, c'est trop facile de blâmer les autres.
- Faire un pas pour changer la situation, même si l'impact est faible. Aidez deux membres de votre famille à régler une querelle.
- En cas de litige, faites connaître votre point de vue et tenez votre position, qu'il s'agisse de la guerre au Moyen-Orient, d'une discussion sur un collègue ou d'un projet concernant la fermeture de l'école du quartier. Dites poliment mais fermement ce que vous pensez.
- Ne tenez plus les autres ou les événements de la vie pour responsables de ce qui vous arrive. Vous en êtes là à cause des décisions que vous avez prises dans le passé. Acceptez cela, tirez-en l'enseignement et allez de l'avant.

• S'arrêter avant d'avoir atteint son objectif et laisser les autres marquer le but. Prenez une initiative au bureau comme l'installation d'une corbeille de recyclage, ou proposez vos services pour représenter vos collègues. Si vous rêvez de vacances originales et pleines d'aventures, commencez dès aujourd'hui à vous renseigner. C'est le premier pas vers la réalisation de vos projets.
• Ne pas croire aux horoscopes, à la chance, au hasard, c'est vous qui êtes maître de votre destin. Si vous allez au bureau en voiture, ayez plus d'égards pour les piétons, laissez-les traverser devant vous. Accordez la priorité à droite avec le sourire, ne serrez pas les cyclistes de près, ne faites pas la course avec les bus. Et si vous preniez les transports en commun ?
• Si vous vivez avec quelqu'un, penchez-vous sur le partage des tâches de ménage, de cuisine et de jardinage. Si d'habitude vous laissez l'autre se charger de tout le travail, cette fois prenez l'initiative !
• Prenez votre part de responsabilité dans le réchauffement de la planète et baissez le thermostat de votre habitation de 1 degré. Mettez un vêtement supplémentaire si vous avez froid. Vous pouvez aussi faire baisser le niveau de dioxyde de carbone en plantant un arbre dans votre jardin, dans celui de vos amis ou en vous associant à un groupe de planteurs d'arbres.
Vous pouvez vous renseigner sur www.co2balance.com.
• S'il vous arrive régulièrement de jeter vos papiers dans la rue, c'est le bon jour pour arrêter et même, pourquoi pas, pour ramasser un papier jeté par quelqu'un d'autre.
• S'il y a dans votre entourage une personne avec qui vous ne vous entendez pas, n'attendez pas qu'elle change, mais au contraire comportez-vous différemment avec elle. Vous serez étonné du résultat.
• En voulez-vous toujours à vos parents de ce qui vous arrive ? Dans ce cas, prenez un peu de recul et réalisez enfin que vous êtes vous-même responsable de ce que vous êtes.

Avant de passer à l'action, vous devez choisir une personne dans la liste que vous avez dressée plus haut (voir p. 168) :
Personne choisie ....

En pratique

Décidez de ce que vous allez faire aujourd'hui avec cette personne pour renforcer votre responsabilité personnelle. Vous pouvez décider par exemple : « Aujourd'hui, chaque fois que mon collègue me demandera de faire telle ou telle chose, je ne répondrai pas "oui" systématiquement, pour aller ensuite râler dans mon coin. Soit je le ferai sans râler, soit je refuserai poliment. »
Écrivez ici ce que vous avez décidé de faire : ....
....
....
....
....

Maintenant, nous allons mettre la responsabilité en action en l'utilisant dans l'une des situations de la liste que vous avez dressée plus haut (voir p. 169) :
Situation choisie...

En pratique

Décidez comment vous allez employer votre responsabilité personnelle aujourd'hui. Vous pouvez vous dire par exemple : « Je ne lirai pas mon horoscope aujourd'hui. Je vais l'écrire moi-même et faire en sorte que ma prédiction se réalise ! »
Écrivez ici ce que vous avez décidé de faire : ....
....
....
....
....

Et à la fin de la journée...

Réfléchissez à ce que vous avez fait dans ce domaine, aux conséquences de vos nouvelles décisions. Pour vous aider, voici quelques questions auxquelles vous devez répondre attentivement :

- ***Comment les autres ont-ils réagi en vous voyant assumer vos responsabilités ?***
- ***Comment vous êtes-vous senti en le faisant ?***
- ***Voyez-vous d'autres bénéfices indirects ?***

Vos commentaires : ....
....
....
....
....
....

ÉTAPE 23

Date :

....

VOTRE ÉTAT D'ESPRIT AUJOURD'HUI :

Être à l'écoute

Cela signifie que l'on est conscient de son état émotionnel et de l'impact que l'on a sur les autres. C'est comme si vous aviez un regard impartial sur vous-même et sur ce qui vous entoure.

> N'oubliez pas : si vous avez sauté un jour du programme, reprenez où vous en étiez resté. Avec le *Régime sans régime*, vous ne pouvez pas échouer.

Aujourd'hui, vous allez améliorer cette prise de conscience. Vous allez commencer par dresser la liste de dix particularités concernant une des personnes de la liste que vous avez réalisée plus haut (voir p. 168). Cela peut être une particularité vestimentaire, une attitude, un comportement, une caractéristique physique. Dressez une seconde liste, celle-ci concerne dix éléments qui composent votre environnement quotidien. Souvenez-vous que l'objectif de l'étape 23 n'est pas de vous comporter différemment, même si vous devez faire des choses différentes, mais de découvrir des choses nouvelles.

Pour vous aider dans cette tâche, voici quelques exemples de missions pour aujourd'hui :

- Écouter attentivement les paroles d'une chanson.
- Apprendre quelque chose d'une personne que vous ne connaissez pas bien mais avec laquelle vous êtes en contact quotidiennement. Le conducteur de bus ou le postier.
- Écouter les sons auxquels vous ne faites pas attention d'habitude : un chant d'oiseau, le bruit de la chaudière...

• Vous concentrer sur un geste que vous accomplissez automatiquement, comme vous laver les dents.
• Observer l'impact de votre comportement sur les autres.
• Développer vos sens, prendre conscience du contact du papier de votre magazine, de l'odeur de l'herbe...
• Prendre conscience de tous les détails de l'une des tâches les plus automatiques que vous accomplissez au bureau.
• Être plus attentif à ce qui constitue votre environnement et dont vous n'avez plus conscience.
• Détailler ce qui vous entoure, regarder les rideaux, les couleurs, les parfums qui vous entourent.

Pour être davantage à l'écoute, vous devrez :
• Demander à quelqu'un de vous donner le compte rendu de ce que vous avez dit ou fait.
• Utiliser un nouveau moyen de transport pour vous rendre au bureau.
• Découvrir quelque chose de nouveau dans votre rue.
• Rester un peu plus longtemps, au bureau, à la maison ou sur le trajet du retour.
• Aller chez des amis ou au supermarché par un chemin différent.
• Lire une rubrique de votre journal que vous ne lisez pas d'habitude.
• Vous lever 15 minutes plus tôt et profiter de votre intérieur.

Vous allez maintenant passer à la pratique. Choisissez une personne dans votre liste (voir p. 168), soyez à l'écoute et tâchez d'en apprendre plus sur elle, ce qu'elle pense et ce qu'elle ressent, comment elle réagit et comment elle se comporte.
Cette démarche vous permettra de casser votre habitude de toujours voir les gens sous le même angle.
Personne choisie ....

Qu'avez-vous remarqué ?

Écrivez ci-dessous dix choses que vous avez remarquées. Par exemple, « Paul passe son temps à chercher de faux prétextes », ou « Marie est toujours contente quand elle a pris la parole en réunion. »

1...
2...
3...
4...
5...
6...
7...
8...
9...
10...

Faites de même avec une situation choisie dans votre liste (voir p. 169).

Situation choisie..

(Cela peut être votre maison, le bureau ou le parc. Le lieu importe peu, mais choisissez-en un qui vous inspire.)

Qu'avez-vous remarqué ?

Écrivez ci-dessous dix choses que vous avez remarquées. Par exemple, « Les jonquilles du parc vont bientôt fleurir », ou « Il y a beaucoup de poussière sur les meubles. »

1...
2...
3...
4...
5...
6...
7...

8. ....

9. ....

10. ....

Et à la fin de la journée...

Prenez le temps de méditer sur ce que vous avez observé. Pour vous aider, voici quelques pistes de réflexion :

- ***Comment votre entourage a-t-il réagi en vous voyant davantage à l'écoute ?***
- ***Qu'avez-vous ressenti vous-même ?***
- ***Dans le passé, pensez-vous que vous n'avez pas assez été à l'écoute ?***
- ***Qu'avez-vous raté dans le passé en vous comportant ainsi ?***
- ***Y a-t-il d'autres bénéfices ?***

Vos commentaires : ....

....

....

....

....

....

N'oubliez pas qu'être à l'écoute est l'ennemi n° 1 de la routine. C'est un pas important sur la voie de la flexibilité et de la perte de poids.

Si vous avez l'impression que vous n'avez pas assez progressé aujourd'hui, refaites cette même étape demain. L'objectif est de faire des petits pas quotidiens vers le changement !

ÉTAPE 24

Date :

....

VOTRE ÉTAT D'ESPRIT AUJOURD'HUI :
Être équilibré

Être équilibré signifie que l'on est capable d'être attentif aux différents aspects de sa vie et de les équilibrer entre eux. Le domaine relationnel, par exemple, doit occuper une place de choix alors que d'autres aspects, moins importants, recevront une attention moindre. L'équilibre consiste à « partager » son attention pour profiter de tout ce que la vie peut offrir.

Une vie déséquilibrée n'est pas satisfaisante, un être déséquilibré perd tous ses moyens.

Vous allez commencer aujourd'hui par modifier certains aspects de votre vie afin d'améliorer l'équilibre de celle-ci. Pour optimiser une situation ou une relation, vous pouvez *agir* vous-même en corrigeant le tir dans un sens ou dans un autre, vous pouvez aussi *changer votre regard* sur une relation ou une situation.

Les exercices qui suivent vous permettront de mesurer la place que telle ou telle personne prend dans votre vie, et si vous lui portez trop ou trop peu d'attention. À partir de ce constat, il vous appartiendra de corriger la balance pour qu'elle soit plus équilibrée. Libre à vous de choisir, d'*agir* ou de *changer votre regard.*

N'oubliez pas que vous êtes le meilleur juge de ce point d'équilibre. En effet, c'est vous qui savez si vous avez envie, par exemple, de faire passer votre carrière avant vos relations familiales (mais attention, sur le long terme, ce choix peut se révéler dangereux).

Pour équilibrer la balance, vous devrez :

- Évaluer l'importance de tout ce que vous faites, travail, shopping, loisirs... Est-ce que chacune de ces activités mérite un tel effort ?

• Évaluer la place que vous donnez à chacune des personnes de votre entourage. Évaluez le plaisir ou le bénéfice que vous tirez de cette relation et les efforts que vous faites pour la maintenir. Par exemple, si vous faites beaucoup d'efforts pour maintenir une relation qui vous apporte peu en retour, vous devriez peut-être reconsidérer les choses et revoir vos efforts à la baisse.

Autres points à méditer

• Êtes-vous sûr de faire assez d'efforts dans les relations les plus importantes de votre vie ? Par exemple, passez-vous plus de temps à lire vos mails ou à jouer avec vos enfants ? À votre avis, est-ce un signe d'équilibre ?

• Devriez-vous passer plus de temps avec votre partenaire, vos amis ou vos enfants ?

• Consacrez-vous trop de temps à votre travail ?

• Et si vous faisiez, *maintenant,* ce dont vous avez envie ?

• N'est-ce pas le moment de prendre du recul avec telle personne ou dans telle situation ?

• Et si vous en profitiez pour dire à quelqu'un de votre entourage combien il compte pour vous ? Vous pouvez lui passer un coup de fil, lui écrire, lui envoyer un petit cadeau ou l'inviter à boire un café.

• Vous pourriez passer plus de temps à faire ce qui vous plaît plutôt que faire ce qui ne vous plaît pas.

• Est-ce que vos placards débordent de choses inutiles ? Si vous n'en avez pas besoin, pourquoi les garder ? Souvenez-vous qu'on est souvent prisonnier de ce que l'on possède, alors amusez-vous à faire le vide plutôt qu'à accumuler.

• Et si vous leviez le pied sur les relations qui vous apportent peu en échange ?

• Et si vous contactiez un(e) ami(e) que vous avez perdu(e) de vue et que vous appréciiez beaucoup autrefois ?

Dans la liste que vous avez dressée plus haut (voir p. 168), vous allez choisir une personne qui a beaucoup d'importance pour vous. Réfléchissez aux efforts que vous faites dans cette relation, est-ce trop ou trop peu ?
Libre à vous, ensuite de modifier l'équilibre et de constater les effets que ce changement produit dans votre vie. Êtes-vous plus heureux, plus équilibré ?
Personne choisie ....

En pratique

Qu'allez-vous décider ? De faire plus (ou moins) d'efforts pour améliorer cette relation ? Comment faire concrètement ? Téléphonerez-vous plus (ou moins) souvent ? Sortirez-vous plus (ou moins) avec cette personne ? Allez-vous changer votre regard ou votre façon d'agir ?
Écrivez ce que vous avez décidé. Par exemple, « Je verrai Jeanne une fois par semaine, mais je décide que nous nous verrons une fois chez l'une, une fois chez l'autre, comme cela ce n'est pas moi qui ferai toujours le trajet pour me rendre chez elle. »

....

....

....

....

....

....

Nous allons maintenant rééquilibrer une des situations figurant dans la liste que vous avez dressée plus haut (voir p. 169).
Situation choisie ....

En pratique

Comment allez-vous rééquilibrer la balance aujourd'hui ? Souvenez-vous que vous pouvez changer votre comportement aussi bien que votre regard sur la situation. Écrivez ci-dessous ce que vous avez décidé de faire. Vous pouvez écrire, par exemple, « Je fixe une limite dans le temps que je consacre au ménage chaque week-end afin de passer plus de temps avec les enfants. »

....

....

....

....

....

....

Et à la fin de la journée...

C'est le moment de faire le point sur l'action que vous avez entreprise, sur ses effets et sur les changements qui en ont découlé. Pour vous aider, voici quelques questions :

- ***Quelles réactions ont eues les personnes de votre entourage face au rééquilibrage de votre « balance relationnelle » ?***
- ***Qu'avez-vous ressenti ?***
- ***Dans le passé, pensez-vous qu'il y avait un déséquilibre dans votre vie et que vous aviez des œillères ?***
- ***Votre vie est-elle suffisamment équilibrée désormais ou pensez-vous que vous pouvez encore faire mieux ?***

Vos commentaires : ....

....

....

....

....

....

ÉTAPE 25

Date :

....

VOTRE ÉTAT D'ESPRIT AUJOURD'HUI :
Être audacieux

Nous n'allons pas vous demander aujourd'hui de prendre des risques inconsidérés, de faire une ascension dangereuse ni de traverser la Manche à la nage. Être audacieux, cela veut dire agir sans nervosité ni appréhension, face à une situation banale comme face à l'inconnu. Être audacieux signifie avoir envie de sortir de son petit confort quotidien. La mission d'aujourd'hui est de renforcer cette audace en faisant des choses que vous ne faites pas d'habitude parce que vous n'êtes pas très à l'aise dans ces tâches. L'intrépidité est une arme très puissante contre l'habitude. Lorsque vous aurez remplacé la crainte par l'insouciance, vous ferez ce que vous voudrez !

> N'oubliez pas : si vous avez sauté un jour du programme, reprenez où vous en étiez resté.

Pour vous comporter avec audace, vous devrez vous mettre dans une situation qui vous cause habituellement de l'anxiété. Vous devrez aussi dialoguer avec quelqu'un qui vous intimide ou vous fait un peu peur. Ce que nous vous demandons, ce n'est pas de vous mettre en danger dans une situation ou vis-à-vis de quelqu'un qui vous terrifie. L'objectif est de repousser les limites et de vous faire évoluer en dehors de votre espace habituel afin de vous faire sentir ce que vous ratez en vous comportant ainsi.

Par exemple :

- Faire quelque chose que vous craignez. Agir concrètement permet de combattre la peur. Ne laissez pas celle-ci vous contrôler. Que redoutez-vous le plus à cet instant précis ? C'est le moment d'agir. En agissant, vous combattrez votre peur car l'action est le meilleur remède contre l'angoisse, alors qu'en ne faisant rien, vous laissez la peur vous contrôler.

- Combattre une phobie : peur de parler en public, peur des araignées...
- Dire non à quelqu'un qui abuse de vous ou qui vous demande trop.
- Demander ce que vous voulez sans crainte du ridicule, que ce soit dans le cadre du travail ou au lit avec votre partenaire.
- Faire quelque chose que vous repoussez depuis longtemps à cause de vos peurs, par exemple régler un vieux problème financier, en osant demander de l'aide à un tiers ou à une administration, ou aller chez le dentiste.
- Aborder un sujet que vous évitez habituellement, comme parler d'une de vos peurs ou de quelque chose qui vous met mal à l'aise. Prenez le taureau par les cornes et dites : « J'ai besoin de parler de..., je crois que c'est le bon moment pour cela. »
- Il n'est pas honteux de partager ses peurs avec un ami. Faites-vous accompagner pour parler avec votre banquier ou pour d'autres démarches que vous redoutez.

Témoignage

Prenons le cas de Sarah, 26 ans, qui a tenu un journal pendant qu'elle suivait le programme du *Régime sans régime*. Elle a très vite maigri, mais elle a trouvé que certaines étapes étaient plus difficiles que d'autres. Voici ce qu'elle écrit :

« J'étais terrifiée par l'étape 25 parce que le programme était l'audace. C'était une véritable obsession ! J'ai donc décidé d'être moins

>>>

>>>
timide avec les autres et d'oser parler de ma foi chrétienne même avec des gens que je ne connaissais pas. La première épreuve s'est présentée quand l'un de nos fournisseurs est venu au bureau pour un rendez-vous. J'avais l'intention de glisser dans la conversation que j'allais à l'église, mais je n'ai pas pu aller jusqu'au bout de ma phrase car je me mettais à rougir dès que j'essayais de caser le petit couplet que j'avais préparé.
J'ai pris conscience que la peur est une émotion que je ressens très souvent, trop souvent, et que désormais, je veux vraiment lutter contre cela. Alors je me suis donné une deuxième mission : aller à une soirée professionnelle sans être accompagnée, et tant pis si je passais pour la célibataire de service ! À la fin de la soirée, ma petite voix intérieure me disait que c'était un beau gâchis pour ma carrière, mais moi je savais que j'avais fait un pas vers une vie plus intrépide !
L'autre jour, alors que je me promenais, j'ai eu la frayeur de ma vie : je suis tombée par hasard sur un de mes ex que je n'ai jamais oublié. Mon cœur s'est mis à battre la chamade, il était encore loin de moi, il ne m'avait donc pas vue, j'ai essayé de détourner les yeux, mais c'était impossible. C'est alors que ma voix intérieure m'a crié que j'étais tout à fait capable de surmonter cette épreuve. J'ai compris que je n'arriverais pas à me détacher de lui aussi facilement que je le voudrais, mais que je pouvais procéder par étape. Je me suis cachée derrière un bus qui était garé là et j'en ai fait le tour très lentement, sans quitter mon ex des yeux, jusqu'à ce qu'il soit suffisamment loin, pour que je ne risque pas de le croiser. Je l'ai regardé s'éloigner, puis j'ai repris ma promenade calmement. Pour moi, c'était un grand pas en avant…
Ce que j'aime le plus avec ce programme, c'est qu'il répète sans arrêt qu'avec le *Régime sans régime* il n'y a jamais d'échec ! Si une étape est trop difficile, vous pouvez la faire en plusieurs fois, jusqu'à ce que vous atteigniez votre but. L'objectif n'est pas de vous juger ou de mesurer vos progrès, mais de vous encourager à changer et de ressentir de la joie quand vous y parvenez.

Il est temps de passer à l'action, choisissez une personne dans la liste ci-dessus (voir p. 168).
Personne choisie ....

En pratique

Décidez de ce que vous allez faire avec cette personne aujourd'hui pour être plus audacieux. Vous pouvez décider, par exemple, « Je ne ferai plus semblant de ne pas comprendre les allusions grivoises de Pierre à mon égard. Je le prendrai entre quatre yeux et je le menacerai d'en parler à notre patron et au service du personnel s'il continue. »
Écrivez ici ce que vous avez décidé : ....
....
....
....
....
....
....

Vous allez mettre en pratique votre audace dans une des situations que vous avez listées (voir p. 169). Si aucune situation ne correspond à l'état d'esprit du jour, réfléchissez à une situation qui provoque en vous crainte et peur.
Situation choisie..

En pratique

Décidez de la façon dont vous allez agir pour combattre votre peur et faire preuve d'intrépidité. Vous pouvez par exemple vous dire, « La prochaine fois que je verrai une araignée dans la douche, je l'attraperai et je la mettrai dehors » ou bien, « Je vais téléphoner à cette entreprise qui recherche quelqu'un qui a mon profil et je vais leur envoyer mon CV. »

Écrivez ici ce que vous avez décidé : ....
....
....
....
....
....
....

Et à la fin de la journée...

C'est le moment de faire le point sur l'action que vous avez entreprise, sur ses effets et sur les changements qui en ont découlé. Pour vous aider, voici quelques questions :

- ***Qu'avez-vous ressenti ? Soyez plus précis que « J'ai eu peur ».***
- ***Quelles ont été les réactions à votre audace ?***
- ***Avez-vous l'impression que vous contrôlez davantage votre vie ?***
- ***Voyez-vous d'autres bénéfices au fait de faire face à vos peurs ?***
- ***Avez-vous commencé à sortir de votre petit confort ?***
- ***Avez-vous manqué d'intrépidité dans le passé ?***
- ***Comment cela a-t-il affecté votre vie ?***

Vos commentaires : ....
....
....
....
....
....

Si vous avez l'impression que vous n'avez pas assez progressé aujourd'hui, refaites cette même étape demain. L'objectif est de faire des petits pas quotidiens vers le changement !

ÉTAPE 26

Date :

....

VOTRE ÉTAT D'ESPRIT AUJOURD'HUI :
Être conscient

C'est ce qui nous permet de faire la différence entre le bien et le mal puis d'agir en connaissance de cause. La conscience ajoute morale personnelle et dimension éthique à votre vie. Vous écoutez votre conscience dans tous les contextes de la vie, c'est ce qui vous permet de prendre vos décisions.

La mission d'aujourd'hui est d'écouter puis de mettre en pratique ce que vous dicte votre conscience. Cela va renforcer son pouvoir, vous aider à obtenir ce que vous voulez et vous rendre la vie meilleure. La mission du jour ne demande pas de modifier vos principes ou votre éthique, ni de faire quelque chose que vous désapprouvez. Son objectif est de vous permettre de la mettre en pratique dans tous les domaines de votre vie...

Avant de commencer les missions de la journée, nous voudrions que vous dressiez la liste des cinq principes qui sont, selon vous, essentiels dans votre vie.

Il peut s'agir de valeurs auxquelles vous aspirez ou de types de comportements que vous aimeriez avoir tout le temps et pas seulement... parfois.

Par exemple : la gentillesse, la patience, l'honnêteté, la modération, la fidélité, la loyauté, le respect, l'amour, le goût du travail bien fait, être un ami sincère, être un bon voisin, être bon avec les animaux...

L'objectif de cette liste est de vous permettre d'identifier les valeurs et les principes qui comptent le plus à vos yeux.

Faites une copie de cette liste et gardez-la sur vous toute la journée.

Écrivez ici les cinq principes essentiels de votre vie : ....
....
....
....
....
....

Votre mission est de passer toute la journée sans enfreindre une seule fois un seul de ces cinq principes.
Dans la pratique cela signifie que :

- Vous ne chercherez pas un bénéfice immédiat et facile en vous compromettant : avez-vous vraiment besoin de mentir au lieu d'assumer vos choix et d'être honnête ?
- Vous ne ferez pas faire par les autres ce que vous pouvez faire vous-même.
- Vous aurez plus de respect pour votre entourage, que ce soit au téléphone, au guichet de la poste ou de la banque, ou envers quelqu'un que vous rencontrez, une nouvelle petite amie ou un de vos ex.
- Vous serez moins avide. Vous savez très bien que consommer au-delà de ce dont vous avez réellement besoin vous rend insatisfait et cause des dommages à votre compte en banque ! Aujourd'hui, vous ne convoiterez ni un nouveau produit de beauté ni une énième paire de chaussures. En revenant de votre travail, vous ne vous arrêterez pas, pour une fois, au café qui est sur le chemin du retour.
- Vous serez motivé, tant mentalement que physiquement. Pas de paresse aujourd'hui ! La vie est faite pour être vécue et comme l'on dit : « On ne vit qu'une fois ! » Le mot d'ordre de la journée est de profiter de chaque instant qui passe.
- Vous éviterez les conflits. Se bagarrer consume une énergie considérable, une énergie que vous pourriez utiliser pour embellir votre vie et celle de ceux qui vous entourent. Vous arrive-t-il souvent de vous disputer avec votre mère, votre partenaire

ou vos amis ? Si c'est le cas, aujourd'hui vous avez l'occasion de casser cette habitude en refusant d'entrer dans le conflit.

- Pas de convoitise ni de jalousie ! Votre collègue vient de s'acheter une nouvelle voiture, tant mieux pour lui. Vous rêvez de déménager dans un appartement plus grand ou de sortir dans de grands restaurants, mais comme vos moyens ne vous le permettent pas, cela vous rend amer. Êtes-vous bien sûr que cela vous rendrait heureux ? L'envie et la jalousie ont le pouvoir de renforcer le réseau d'habitudes qui vous ligote. Aujourd'hui, votre mission est de les éviter comme la peste ! Ne tombez pas dans le piège !
- Ne jugez pas les autres. Faites des rencontres sans préjugés, ils sont néfastes pour vous, pour ceux qu'ils concernent et pour la société tout entière.
- Conduisez-vous correctement avec les autres. Adressez-vous à votre entourage avec courtoisie et amabilité. Si la situation le demande, soyez ferme, mais raisonnable.
- Interrogez-vous avant de prendre une décision. Demandez-vous si c'est la bonne chose à faire dans l'intérêt de tous. Ne faites pas ce que vous faites d'habitude ou ce que les autres attendent de vous, réfléchissez avant d'agir puis agissez équitablement.
- Ne faites pas sciemment quelque chose de négatif ou d'interdit, comme téléphoner à votre famille ou à vos amis depuis votre lieu de travail, ou vous servir, pour vos besoins personnels, dans l'armoire de fournitures du bureau.

Afin de mettre ces principes en pratique, vous allez choisir une personne dans la liste que vous avez dressée plus haut (voir p. 168).

Cette personne est au centre de votre mission de la journée, mais bien sûr, vous êtes tout à fait libre de mettre vos principes en pratique avec toutes les personnes que vous croiserez aujourd'hui.

Personne choisie ....

En pratique

Décidez de la façon dont vous allez agir pour développer votre conscience. Vous pouvez par exemple vous dire, « Je n'emboîterai pas le pas à Julie tout à l'heure quand elle commencera à dire du mal d'Alexia. Je lui répondrai que le comportement d'Alexia la regarde et que je ne veux pas passer mon temps à la critiquer. »

Écrivez ci-dessous ce que vous avez décidé, sans perdre de vue que le mieux pour vous serait de mettre ces principes en pratique avec toutes les personnes que vous croiserez aujourd'hui : ....

....

....

....

....

....

Maintenant vous allez le mettre en pratique (voir liste p. 169) :
Situation choisie..

En pratique

Décidez de la façon dont vous allez agir pour développer un comportement moral. Vous pouvez par exemple vous dire, « Si mon ordinateur tombe en panne, je ne m'en prendrai pas aux services de maintenance. Je garderai mon calme et j'essaierai de comprendre l'origine de la panne en me répétant que c'est un accident. »

Écrivez ci-dessous ce que vous avez décidé de faire sans perdre de vue que l'idéal serait de mettre ces principes en pratique dans toutes les situations que vous croiserez aujourd'hui : ....

....

....

....

....

....

Et à la fin de la journée...

C'est le moment de faire le point sur l'action que vous avez entreprise, sur ses effets et sur les changements qui en ont découlé. Pour vous aider, voici quelques questions :

- ***Comment votre entourage a-t-il réagi ?***
- ***Qu'avez-vous ressenti ?***
- ***Avez-vous manqué de conscience dans le passé ?***
- ***Comment cela a-t-il affecté votre vie ?***
- ***Voyez-vous d'autres bénéfices ?***

Vos commentaires : ....
....
....
....
....
....

ÉTAPE 27

Date :

....

VOTRE ÉTAT D'ESPRIT AUJOURD'HUI : L'intelligence émotionnelle

C'est l'aptitude à reconnaître vos propres émotions et celles de votre entourage. C'est aussi la capacité à utiliser vos émotions comme un atout et non comme un handicap. C'est un baromètre émotionnel que vous pouvez utiliser comme un outil.

> N'oubliez pas : si vous avez sauté un jour du programme, reprenez où vous en étiez resté. Avec le *Régime sans régime*, vous ne pouvez pas échouer.

Votre mission aujourd'hui est donc d'améliorer votre perception affective pour vous permettre de repérer vos émotions avant que celles-ci ne vous envahissent. Il ne s'agit pas de devenir calculateur, ou d'avoir un cœur de pierre. Il s'agit plutôt de vous donner les moyens de gérer vos émotions pour que celles-ci ne vous dominent pas.

En développant cette intelligence émotionnelle, vous allez expérimenter toute une gamme d'émotions.

Dans ce domaine comme dans de nombreux autres, nous sommes prisonniers de la routine et nous faisons appel au même registre émotionnel, comme la colère ou la tristesse. Les habitués des régimes savent bien qu'ils ressentent toujours le même cortège d'émotions négatives d'anxiété, de tristesse et de culpabilité qui sont l'inévitable résultat des régimes.

Avec le temps, bien sûr, ces émotions négatives sont tellement installées que la gaieté comme l'équilibre deviennent des notions totalement étrangères. Pour profiter de la vie, il faut rompre ces chaînes.

Un haut degré d'intelligence émotionnelle vous redonnera les commandes de votre vie. Les émotions jouent un rôle important, c'est ce qui fait que la vie vaut la peine d'être vécue. Mais quand elles prennent trop de place et qu'elles contrôlent votre esprit, elles risquent au contraire de ruiner votre vie.

Témoignage

Jackie, 31 ans, a profité de retrouvailles avec un groupe d'anciens amis pour accomplir sa mission du jour. Elle a décidé de développer son intelligence émotionnelle en identifiant et en notant tout ce qu'elle ressentait en les revoyant. Elle a fait de même avec toutes les personnes croisées ce jour-là.

« J'ai beaucoup de difficultés à gérer mes émotions. Je suis tout à fait capable de m'amuser mais dès que je ressens de la tristesse ou de la colère je suis tétanisée. Je refoule immédiatement ces sentiments et je me raidis pour qu'ils ne réapparaissent jamais. Je fais la même chose avec les gens que je croise ; par exemple, si mon interlocuteur est énervé ou angoissé, je m'écarte de lui le plus possible. Certaines situations sont tellement difficiles à vivre pour moi que je suis tout à fait capable d'avoir une attitude déplacée pour en sortir, comme faire une blague idiote à un enterrement.

La mission d'aujourd'hui représentait un terrible challenge. J'ai pris conscience que j'étais incapable d'identifier et de nommer les émotions que je ressentais. Alors, le barrage que j'avais mis en place depuis si longtemps s'est mis à céder peu à peu et j'ai vu ma vie telle qu'elle est. C'est à la fois nouveau et amusant, mais aussi troublant et un peu perturbant. J'ai décidé de consacrer quelques jours à cette mission, car j'ai besoin de temps, mais je sens déjà que j'arrive mieux à exprimer mes émotions et j'ai davantage confiance en moi. »

Aujourd'hui, vous allez changer votre façon de penser et de vous comporter pour améliorer votre intelligence émotionnelle.

Pour cela, vous allez :

• Identifier et cataloguer les émotions de votre entourage. Essayer de ne pas réagir immédiatement à ce que l'on dit autour de vous. Chercher le sens caché derrière les mots. Ne pas prendre tout ce qui est dit au pied de la lettre. Ne pas vous arrêter à ce que les gens disent, mais essayer de percevoir ce qu'ils ressentent.

• Prendre du recul par rapport à une situation pour ne pas réagir à chaud. Et pour cela, un mot d'ordre : réfléchir. Demandez-vous si ce que vous ressentez est vraiment justifié ou s'il n'y a pas une autre explication qui pourrait vous faire réagir différemment.

• Dans une situation ou avec une personne, choisir une attitude alternative. Vous pouvez, par exemple, changer votre façon de répondre ou faire le contraire de ce que vous ressentez. Si l'opinion qui vient d'être formulée par quelqu'un vous met en colère, souriez au lieu de laisser libre cours à cette colère. Souvenez-vous qu'il s'agit de « faire quelque chose de différent ». Bien sûr, cela ne sera pas évident au départ, mais avec un peu d'entraînement, vous allez y arriver et n'oubliez pas que vous savez changer, vous l'avez déjà prouvé !

• Quand vous faites une rencontre, imaginez que vous êtes à la place de la personne en face de vous, et adaptez votre attitude. Elle est sans doute aussi mal à l'aise que vous. Alors en oubliant votre nervosité, vous allez vous mettre à son écoute.

• Exprimez vos émotions à bon escient. N'exprimez vos émotions négatives qu'avec circonspection, et demandez-vous si vous laissez suffisamment libre cours à vos émotions positives. Si quelque chose vous rend heureux, dites-le, faites partager votre joie.

• Ne soyez pas toujours sur la défensive, prenez une attitude plus positive, soyez moins strict. Par exemple, autorisez-vous à être nerveux, même si vous êtes le grand patron, vous n'êtes pas en marbre. En admettant vos émotions et vos faiblesses, vous vous rendez plus humain aux yeux des autres.

Nous allons maintenant vous aider à développer votre intelligence émotionnelle. D'abord vous allez vous concentrer sur vous-même pour exercer votre talent. Vous pourrez ensuite passer à une autre personne choisie dans la liste que vous avez dressée plus haut. Commençons par vous. Qu'allez-vous faire aujourd'hui pour améliorer votre intelligence émotionnelle ? Vous pouvez évidemment vous inspirer des exemples que nous venons de donner, mais vous pouvez aussi être créatif et vous dire, « Je vais surveiller mes émotions et essayer de ne pas être seulement dans la réaction pour ne pas sortir de mes gonds. »

Écrivez ici ce que vous avez décidé : ....

....

....

....

....

....

Vous allez maintenant développer votre intelligence émotionnelle en l'employant dans une situation réelle avec une personne choisie dans votre liste (voir p. 168).
Personne choisie ....

En pratique

Comment allez-vous utiliser votre intelligence émotionnelle pour améliorer votre relation avec cette personne ? Vous pouvez vous dire, par exemple, « Je vais essayer de ne pas être sur la défensive aujourd'hui lors de la réunion avec Christian. Je suis nouveau dans la société, ils savent très bien que je ne peux pas tout savoir. Et si besoin est, je le leur rappellerai. Je vais essayer d'observer les réactions émotionnelles de Christian pour voir comment il change quand je suis moi-même moins sur la défensive. »

Écrivez ici ce que vous avez décidé : ....

....

....

....

....

....

Et à la fin de la journée...

C'est le moment de faire le point sur l'action que vous avez entreprise, sur ses effets et sur les changements qui en ont découlé. Pour vous aider, voici quelques questions :

- ***Qu'avez-vous ressenti ?***
- ***Avez-vous le sentiment que vous avez compris comment vos relations sont dirigées par vos émotions et par celles de vos interlocuteurs ?***
- ***Comment votre entourage a-t-il réagi ?***
- ***Avez-vous manqué d'intelligence émotionnelle dans le passé ?***
- ***Comment cela a-t-il affecté votre vie ?***
- ***Voyez-vous d'autres bénéfices au fait de développer votre intelligence émotionnelle ?***

Vos commentaires : ....

....

....

....

....

....

Si vous avez l'impression que vous n'avez pas assez progressé aujourd'hui, refaites cette même étape demain. L'objectif est de faire des petits pas quotidiens vers le changement !

ÉTAPE 28

Date :

....

VOTRE ÉTAT D'ESPRIT AUJOURD'HUI :
L'intelligence sociale

Il s'agit d'aider les autres et la société en général ; on peut aussi parler de civisme. C'est une façon d'exprimer votre valeur positivement et concrètement. Développer le sens civique est une arme puissante contre les mauvaises habitudes. Et, comme vous le savez, rompre avec ses mauvaises habitudes fait maigrir !
Votre mission aujourd'hui est de développer votre intelligence sociale de façon désintéressée.

Par exemple :

- Donnez un coup de main à quelqu'un. Si une personne de votre entourage a besoin d'aide, proposez la vôtre : pour préparer un repas, conduire quelqu'un à un rendez-vous, dépanner votre voisin...
- Faites vos courses dans les magasins qui dépendent d'œuvres de bienfaisance ; vous pouvez choisir le commerce équitable ou acheter vos cartes de vœux auprès d'une organisation caritative.
- Renseignez-vous sur une œuvre et sur les collectes de fonds organisées pour aider les personnes malades, handicapées ou sans ressources. Participez à une marche ou à une manifestation en faveur de ces personnes.
- Apportez un bouquet de fleurs au bureau, faites le café ou le thé pour vos collègues, même si ce n'est pas votre tour ; accueillez un nouveau collègue avec le sourire et aidez-le à se faire sa place.
- Si vous êtes chef de service, voilà l'occasion d'encourager ceux qui sont sous vos ordres à travailler en équipe. Demandez-

leur s'ils sont satisfaits de l'organisation de l'espace de travail, voyez ensemble comment améliorer les choses. Proposez à votre équipe une sortie mensuelle en dehors du bureau, une soirée cinéma ou théâtre, ou encore mieux, mettez en place une « boîte à idées » et un prix pour la meilleure idée ! Et, surtout, mettez ensuite ces idées en œuvre !

- Prenez du recul dans votre vie professionnelle. Observez comment travaillent vos collègues et quelle place est la vôtre dans l'organigramme. Vous êtes utile à l'entreprise, sinon on ne vous paierait pas tous les mois, mais peut-être aimeriez-vous évoluer ? Si c'est le cas, c'est le moment de penser à l'avenir et, pourquoi pas, d'en parler à votre supérieur.
- Faites quelque chose pour la communauté comme participer au nettoyage d'un bois ou d'une plage de votre commune. Recyclez vos déchets, vêtements, chaussures et ordinateurs.
- Plantez des fleurs et pourquoi pas, tant que vous y êtes, un arbre.
- Donnez quelque chose à la société sans attendre quoi que ce soit en échange. Faire du bénévolat juste une heure ou deux par semaine peut changer beaucoup de choses dans votre vie.
- Adhérez à une association de défense de la nature ou de la cause animale. Les bonnes volontés sont toujours les bienvenues.
- Portez plus d'attention à ce qui a vraiment de la valeur à vos yeux. Choisissez le domaine qui vous tient le plus à cœur et renseignez-vous à ce sujet.

Vous allez maintenant être plus à l'écoute des autres, choisissez une personne dans votre liste (voir p. 168).
Personne choisie ....

En pratique

Décidez ce que vous allez faire aujourd'hui pour être plus à l'écoute de cette personne. Par exemple, vous pouvez vous dire, « Je vais proposer aux enfants de ramasser les déchets qui sont sur le chemin de l'école pour qu'ils soient plus conscients des enjeux environnementaux » ou bien « Je sais que je ne mangerai pas toutes les pommes que j'ai cueillies sur mon pommier, alors je vais déposer un sac devant chez moi pour que mes voisins puissent se servir s'ils le souhaitent ».

Écrivez ici ce que vous avez décidé : ....
....
....
....
....
....
....

Vous allez maintenant mettre cette écoute des autres en pratique en l'appliquant à l'une des situations de votre liste (voir p. 169).
Situation choisie...

En pratique

Comment allez-vous développer cette écoute des autres aujourd'hui ? Vous pouvez vous dire, par exemple, « Ce soir, en faisant mes courses, je vais acheter du bio, ou des produits venus du commerce équitable » ou bien « En partant travailler, je prendrai tous les déchets à recycler pour les déposer dans les containers disposés à cet effet », ou bien « Au lieu de prendre ma voiture, j'irai à pied, ou en bus »...
Écrivez ici ce que vous avez décidé : ....
....
....
....
....
....

Et à la fin de la journée...

C'est le moment de faire le point sur l'action que vous avez entreprise, sur ses effets et sur les changements qui en ont découlé. Pour vous aider, voici quelques questions :

- ***Comment votre entourage a-t-il réagi ?***
- ***Qu'avez-vous ressenti ?***
- ***Avez-vous manqué d'intelligence sociale ou de civisme dans le passé ?***
- ***Comment cela a-t-il affecté votre vie ?***
- ***Pensez-vous que vous pouvez faire mieux ?***
- ***Voyez-vous d'autres bénéfices ?***

Vos commentaires : ....

....

....

....

....

....

Résumé

- Bravo ! Vous avez réussi à briser la plupart des mauvaises habitudes dont vous étiez prisonnier depuis tant d'années.
- Selon nos études, vous devriez avoir perdu entre 3 et 4 kg depuis que vous avez commencé le *Régime sans régime*.
- Tout au long du programme, vous avez, avec succès, combattu les mauvaises habitudes qui gouvernent la façon de faire les choses, de vous comporter et de penser. Ces habitudes étaient un carcan qui vous empêchait de réaliser vos rêves et de perdre du poids.
- Le poids perdu montre que vous êtes parvenu à casser les mauvaises habitudes les plus incrustées.
- Une chose est sûre, vous ne devriez plus être dirigé par l'ancienne routine ni prisonnier du passé. Vous n'êtes plus enfermé dans le cycle infernal régime = échec.
- Vous allez continuer à maigrir durant les semaines et les mois qui viennent jusqu'à ce que vous ayez atteint votre poids de forme. Mais cette perte de poids risque de stagner si vous ne consolidez pas vos progrès. C'est l'objet de la Phase 5.

CHAPITRE X

Phase 5 : votre but, le poids idéal

> « Quand une habitude s'invite chez vous, il est impossible de s'en débarrasser. Personne, même l'homme le plus fort, ne pourra la flanquer dehors. Pour lui faire lâcher prise, il faudra d'abord l'amadouer. »
>
> Mark Twain

Nous avons une bonne nouvelle pour vous : les régimes, c'est fini ! Vous êtes parvenu au point où votre poids va continuer de baisser tout seul jusqu'à ce que votre balance affiche votre poids de forme. Finis les tiraillements d'estomac, l'anxiété, la nervosité et la dépression due aux régimes.

Après plusieurs semaines de *Régime sans régime*, nous espérons vous avoir convaincu que le secret de la perte de poids réside dans l'abandon des régimes. Si le *Régime sans régime* était un livre de régime comme les autres, c'est le moment où les auteurs vous mettraient sévèrement en garde contre le danger de reprendre vos vieilles habitudes alimentaires responsables, selon eux, de vos kilos en trop. Vous comprendriez alors que vous devez rester au régime tout le reste de votre vie. Ils vous autoriseraient, les jours fastes seulement, à grignoter une poignée de graines de citrouille ou peut-être, mais vraiment exceptionnellement, un tout petit biscuit sans sucre et sans graisse ! Pas étonnant dans ces conditions que les régimes soient déprimants !

Comme vous le savez, le *Régime sans régime* ne crée ni anxiété, ni dépression, ni envie de grignoter. Nous n'avons donc pas de mise en garde alimentaire particulière à faire, nous n'avons pas non plus de livre de cuisine à vendre. Le *Régime sans régime* est le seul programme amincissant dont vous avez besoin.

Ce qui surprend le plus nos patients, c'est qu'ils continuent à maigrir alors que le programme en 28 jours est terminé. C'est effectivement en cela qu'il est exceptionnel. Avec le *Régime sans régime*, la perte de poids que vous avez déjà enregistrée à ce stade n'est qu'un début. Comme vous avez réussi à rompre la routine et à renoncer à de nombreuses mauvaises habitudes, vous avez conquis l'espace nécessaire pour permettre à votre volonté de vous aider à achever votre perte de poids. Vous avez adopté l'état d'esprit des minces, ce qui vous garantit une perte de poids progressive jusqu'à ce que vous atteigniez votre poids de forme. La Phase 5 améliore encore le processus et renforce davantage la rupture avec les habitudes.

La perte de poids

D'après nos études cliniques et notre expérience avec nos patients, nous estimons votre perte de poids à environ 3,5 kg. Le degré d'amincissement dépend de la façon dont vous avez géré la rupture avec vos habitudes les plus profondément enracinées. Soyez rassuré, même si vous avez perdu moins que cela, vous allez continuer à perdre dans les semaines et les mois qui viennent. Certaines habitudes sont plus faciles à éliminer que d'autres.

En pratique, cela signifie que la perte de poids diffère d'une personne à une autre. Certains avancent à grands pas avec le *Régime sans régime*, d'autres devront s'accrocher davantage pour rompre avec leurs anciennes habitudes afin de parvenir au même résultat. Surtout, n'oubliez pas qu'avec le *Régime sans régime*, il n'y a pas d'échec !

Beth est l'une de nos patientes. Elle est devenue une parfaite adepte du *Régime sans régime*. À l'âge de 35 ans, elle avait déjà passé quinze années à faire des régimes. Le résultat de ces régimes Yo-Yo, c'est qu'elle pesait 79,5 kg pour 1,65 m, soit 14,5 kg de plus que le poids de forme d'une femme de cette taille. Tous les régimes qu'elle avait faits s'étaient soldés par des échecs. Du régime sans matière grasse au régime sans sucre, sans féculents, basses calories, à chaque fois, elle en était sortie déprimée et avec un profond sentiment d'échec et, à chaque fois, elle reprenait ce qu'elle avait si difficilement perdu, avec quelques kilos supplémentaires. À la fin de la Phase 4 du *Régime sans régime*, Beth était ravie car elle avait perdu 2 kg. Ce n'est pas un succès retentissant, vous dites-vous, après tout Beth n'a perdu que le minimum promis par le *Régime sans régime* ! Et pourtant Beth était vraiment, sincèrement, très contente d'elle.

« Je ne croyais plus ni dans les régimes ni en moi-même. Et puis j'ai décidé de me donner une dernière chance. J'ai suivi le programme en 28 jours du *Régime sans régime*, j'ai trouvé que c'était facile et que cela ne pouvait pas me faire de mal. Comme d'habitude, je m'attendais à échouer, mais j'ai maigri et je continue à maigrir. C'est très important pour moi, mais je crois que le plus beau cadeau c'est que cela m'a redonné l'espoir, car je sais désormais que je peux redevenir mince. Cela me prendra sans doute plus de temps que la moyenne de ceux qui suivent le programme, mais j'ai confiance, je sais que j'y arriverai. Je pense que cela me prendra plusieurs mois pour parvenir à mon poids idéal. Sentir les fleurs dans le parc, emprunter des chemins différents pour aller travailler, approfondir ma relation avec mon compagnon ne sont vraiment pas des missions insurmontables ! Si j'arrive à perdre 500 g par semaine en faisant cela, je serai plus qu'enchantée ! »

Trois mois après s'être confiée à nous, Beth continuait, lentement mais sûrement, à maigrir. Quand le printemps est arrivé, elle avait perdu 7,2 kg et à son retour de vacances d'été, elle en était à 9,5 kg.

« Pour la première fois en dix ans, je ne ressemblais pas à une grosse baleine au moment de partir en vacances ! Je veux perdre

encore 6 à 7 kg, cela va prendre sans doute six mois, mais j'ai le temps. »
Beth réussit logiquement à maigrir et elle sait qu'elle aura bientôt atteint son but. Elle est heureuse et elle a confiance en ses capacités. Voilà la différence fondamentale entre le *Régime sans régime* et les autres régimes : il rend joyeux et il renforce l'estime de soi.
Nous vous souhaitons de réussir encore mieux que Beth.

Surveillez vos vieilles habitudes

Comme Beth, en suivant ce programme, vous avez maigri, mais attention, les vieilles habitudes ont la peau dure ! Si vous n'êtes pas vigilant, elles risquent de revenir insidieusement dans votre vie. La Phase 5 va vous aider à monter la garde !
La Phase 5 est en fait un catalogue de différents outils que vous pourrez utiliser dans votre vie quotidienne pour anticiper la réapparition des symptômes. Appelons-les « outils briseurs d'habitudes » et « outils guetteurs d'habitude ».
Vous allez très vite apprendre à les utiliser et cela deviendra automatique. La Phase 5 est différente des précédentes phases du *Régime sans régime*. Ce n'est pas un programme au jour le jour ou par étapes. C'est une série de missions que vous devez réaliser de temps en temps. Certaines doivent être faites chaque jour, d'autres une fois par mois. Si vous oubliez un jour ou même une semaine, ce n'est pas grave, mais essayez de remplir vos missions à la fréquence où elles sont recommandées pour votre propre succès. D'abord, nous vous suggérons d'utiliser un calendrier pour vous aider à vous souvenir d'utiliser les « outils briseurs d'habitudes ». Ce calendrier vous aidera aussi à mesurer le nombre de fois où vous avez utilisé ces outils. Si vous remplissez vos missions sérieusement et régulièrement, vous continuerez à maigrir et vous maintiendrez votre perte de poids durablement. Plus vous pratiquerez, mieux vous vous sentirez.

En quelques mots, durant la Phase 5 :

- ***Vous surveillerez vos vieilles habitudes grâce au* Régime sans régime *et grâce à des exercices à faire une fois par mois.***
- ***Vous continuerez à chasser la routine en améliorant votre flexibilité mentale et comportementale, grâce à des exercices à faire chaque jour.***
- ***Vous développerez différents aspects essentiels de votre personnalité tels que l'ouverture et l'équilibre grâce à des exercices à faire chaque jour.***

Missions quotidiennes avec les « outils briseurs d'habitudes »

Réfléchir est la meilleure arme contre les habitudes. Si vous pensez activement à ce que vous faites, les mauvaises habitudes ne pourront pas revenir s'insinuer dans votre vie pour en reprendre le contrôle.
C'est pourquoi nous vous demandons *chaque jour* de :

- Réfléchir à différents états d'esprit comme la conscience ou l'audace. Pour vous aider, vous pourrez vous reporter à la Phase 4 (voir p. 161).
- Explorer différents domaines de votre personnalité comme Être sûr de soi/Douter de soi, Calme-Relaxé/Énergique-Dynamique. Pour vous aider, vous pourrez vous reporter à la Phase 2 (voir p. 99).

État d'esprit

À partir de maintenant, nous vous demandons, chaque jour, de penser attentivement, pendant quelques minutes, à un état d'esprit différent, comme l'audace ou l'ouverture, ou encore comme l'équilibre et la responsabilité personnelle. Nous vous demandons d'adopter cet état d'esprit dans les situations et avec les personnes que vous rencontrez. Si vous avez besoin de vous rafraîchir la mémoire sur ces différents concepts, vous pouvez vous reporter au début de la Phase 4 (voir p. 167).

En lisant cela, vous vous sentez peut-être un peu découragé.

Il est vrai qu'à la Phase 4, nous vous avons demandé d'appliquer ces différents états d'esprit à une personne et à une situation spécifique alors qu'aujourd'hui, nous vous demandons de l'appliquer tout au long de la journée. Ne vous inquiétez pas. Nous voudrions évidemment que vous puissiez respecter, suivre ce programme de façon parfaite, mais nous savons très bien, car nous sommes comme vous, que cela ne se fera pas en une fois. Il y aura des moments, des personnes et des situations avec lesquels cela se passera parfaitement bien et d'autres non. L'important est d'essayer et de vouloir. Chaque fois que vous tentez de briser la chaîne des habitudes, même si cela ne marche pas comme vous le voudriez, vous marquez un point, car c'est l'intention qui compte. L'objectif n'est pas de devenir un saint, mais de faire des progrès. Nous ne voulons pas non plus que vous soyez obsédé par ce programme. Chaque pas que vous faites dans la bonne direction vous rapproche de votre but : avoir l'état d'esprit d'une personne mince.

Les cinq états d'esprit que nous vous demanderons d'adopter sont :

• **L'ouverture d'esprit** : être ouvert à votre entourage, à vous-même.

• **La responsabilité personnelle** : accepter les conséquences de vos propres décisions quelle que soit la difficulté de la situation.

• **L'équilibre** : entre l'effort que vous faites et la mission que vous remplissez.

• **L'audace** : ne jamais agir ou prendre de décision sous l'emprise de la peur.

• **La conscience** : savoir si ce que vous croyez est bien ou mal et agir en conséquence.

Nous recevons le meilleur de la vie quand nos pensées comme nos comportements sont guidés par ces cinq états d'esprit, qui sont, si vous vous en souvenez, appelés les constances dans la FIT Science. Idéalement, vous devriez être flexible et ouvert d'esprit, agir en conscience, assumer la responsabilité de vos paroles comme de vos actes, être audacieux, tout en étant équilibré. C'est l'idéal.
La Phase 5 a pour objectif de vous rapprocher de ce but. Vous y parviendrez en *choisissant chaque jour une dimension de pensée, un état d'esprit et en l'appliquant au moment opportun.*

Explorez votre personnalité

Pour vous aider à tenir vos « bonnes vieilles habitudes » à distance, nous vous conseillons d'explorer différents aspects de votre personnalité. Pendant la Phase 2, nous vous recommandions de repousser les frontières de votre caractère afin d'avoir un comportement plus flexible. Par exemple, si vous êtes naturellement plutôt introverti, nous vous conseillions d'adopter une attitude plus extravertie. Pendant la Phase 5, vous allez pratiquer des exercices similaires pour explorer les mêmes aspects de votre personnalité que durant la Phase 2 :

- **Être sûr de soi/Douter de soi**
- **Calme-Relaxé/Énergique-Dynamique**
- **Rigide/Flexible**
- **Spontané/Méthodique**
- **Introverti/Extraverti**
- **Conventionnel/Non conventionnel**
- **Individualiste/Collectif**

Ces différents traits de caractère sont des dimensions comportementales. Ils déterminent les différents aspects de votre personnalité. C'est ce qui fait que nous ne sommes pas tous pareils. Nous allons maintenant mesurer l'étendue de ces différents champs, puis nous vous apprendrons à améliorer encore votre flexibilité comportementale.

Évaluation de la flexibilité de votre comportement

Observez attentivement la liste des sept différents traits de caractère ci-dessous et évaluez votre niveau entre 0 et 10.

Si vous êtes capable, en fonction des situations que vous vivez, d'être à la fois extrêmement sûr de vous et de douter beaucoup de vous, attribuez-vous un score de 10 points. Si, en revanche, vous estimez que, dans la plupart des situations, vous vous comportez toujours de la même façon, votre score est de 1. La flexibilité de votre comportement, en d'autres termes, votre adaptabilité, reflète votre capacité à obtenir le meilleur de ce que la vie peut offrir.

Pour chaque dimension, vous devez totaliser trois scores. Le premier correspond à votre niveau quand vous avez commencé le programme, le second indique celui où vous êtes actuellement. Le troisième est le but que vous voulez atteindre.

Pour vous aider, vous devez répondre à ces questions :

• Quel était votre niveau de flexibilité au moment où vous avez commencé le *Régime sans régime* ? Un score de 10 représente le maximum d'adaptabilité dans toutes les situations. Reportez le chiffre correspondant dans la colonne « Début ».

• Quel est votre degré de flexibilité aujourd'hui ? Reportez le chiffre correspondant dans la colonne « Aujourd'hui ».

• Quel est votre objectif ? Est-ce 10 ou un peu en dessous ? Soyez réaliste mais souvenez-vous aussi que, pour atteindre votre but, vous devez faire des efforts. Reportez ce chiffre dans la colonne « Objectif ».

« Le briseur d'habitudes »

	Début	Aujourd'hui	Objectif
Sûr de soi/Douter de soi			
Calme-Relaxé/ Énergique-Dynamique			
Rigide/Flexible			
Spontané/Réfléchi			
Introverti/Extraverti			
Conventionnel/ Non conventionnel			
Individualiste/Collectif			
TOTAL			

Additionnez vos scores colonne par colonne et reportez les totaux dans la case « Total ». Pour améliorer votre flexibilité, vos scores doivent se rapprocher le plus possible de 10. Soyez ambitieux pour vous-même. Si, pour chaque état d'esprit, votre objectif est inférieur à 10, demandez-vous pourquoi vous ne vous autorisez pas à viser plus haut.

Amélioration de la flexibilité de votre comportement

Pour augmenter votre score, vous devez commencer par améliorer les domaines dans lesquels vous êtes le plus à l'aise. Là encore, il s'agit de « faire quelque chose de différent ». Chaque jour, vous allez devoir vous comporter différemment avec une personne ou dans une situation particulière.

Agir autrement avec quelqu'un

Choisissez une personne, cela peut être un ami, un collègue, ou quelqu'un que vous n'appréciez pas particulièrement. C'est votre choix. L'objectif est d'agir différemment avec cette personne. Par

exemple, si vous êtes en conflit, en froid ou que votre relation est dans une impasse, c'est l'occasion de tenter une approche différente.
Relisez la Phase 2 (étapes 8 à 14, pp. 106 à 129) pour vous donner une idée de la façon de procéder. N'oubliez pas que, même si nous vous demandons de vous concentrer sur une personne en particulier, votre objectif final est d'améliorer votre flexibilité avec toutes les personnes que vous rencontrez.

Réagir différemment dans certaines situations
Prenez une situation. Vous pouvez choisir une situation de stress ou qui provoque de la colère ou de la frustration en vous ou, au contraire, qui vous rend très heureux. C'est vous qui choisissez. Nous vous demandons de réagir à cette situation différemment qu'à l'accoutumée, car votre but est d'optimiser votre flexibilité pour optimiser le bénéfice. Il s'agit de vous faire vivre le plus de situations différentes pour ne pas retomber dans des attitudes habituelles.
Relisez la Phase 2 (étapes 8 à 14, pp. 106 à 129) pour vous donner une idée de la façon de procéder. Au départ, vous devez concentrer vos efforts sur une situation en particulier, mais ne perdez pas de vue que l'objectif étant d'être plus flexible, vous devrez adopter ce type de comportement dans toutes les situations.

N'abandonnez jamais !

Si vous suivez le *Régime sans régime*, vous maigrirez. Mais si cela prend plus de temps que vous le pensiez ou si vous avez moins perdu que ce que vous espériez, ne désespérez pas, voici les causes et les remèdes de différents problèmes.

Vous n'avez pas beaucoup maigri
Si vous avez abandonné parce que vous vous attendiez à maigrir plus vite, ne baissez pas les bras, reprenez le programme où vous

l'avez laissé. Le *Régime sans régime* n'est pas un programme éclair. Il faut du temps pour maigrir sans mettre sa santé en jeu et nous vous garantissons que, sur le long terme, vous ne serez pas déçu. Nos travaux ont porté sur plus de 1 000 personnes. Nos patients ont perdu en moyenne entre 500 g et 1 kg par semaine. Mais, comme toutes les moyennes, cela signifie que certains ont perdu plus que d'autres, il y en a qui n'ont perdu que 1,5 kg par mois. Ils ne se sont pas désespérés car, sur six mois, cela représente une importante perte de poids !
Il y a des gens qui passent leur vie à faire des régimes Yo-Yo, alors même si vous n'avez pas perdu autant de kilos que vous l'auriez voulu durant les 28 jours du programme, vous ne faites plus partie des victimes des régimes Yo-Yo et c'est déjà une grande victoire.

Vous n'avez pas assez « fait différemment »

Nous comprenons très bien qu'il est parfois difficile de sortir de son petit confort habituel. Votre routine est confortable et changer ses habitudes représente parfois pour certains une tâche difficile. Notre programme est très progressif, il se met en place jour après jour, étape après étape. Ce n'est pas ce que vous faites qui compte, ou même le degré de changement, c'est de « faire différemment » qui vous garantit la perte de poids.
Mais l'essentiel est de sortir de votre petit confort routinier, si vous vous sentez nerveux à cette idée, c'est que justement, c'est nécessaire ! Cela ne veut pas dire qu'il est indispensable de se faire peur ou de se mettre en danger pour réussir. Il suffit d'avancer à votre rythme, de faire un pas après l'autre sur le chemin du changement, car ces changements sont indispensables pour rompre avec les habitudes. Si vous réussissez, vous maigrirez, voilà pourquoi vous devez sortir de votre confort quotidien.
Dans ce domaine comme dans tant d'autres, vous obtiendrez du *Régime sans régime* ce que vous y aurez mis. Et, quoi qu'il en soit, vous savez que vous n'avez rien à compter, ni à peser, qu'il n'y a pas de risque d'échec, ni de dépression.

Vous avez peur de ce que les autres vont penser

En général, quand on commence le programme, on a un peu peur de la réaction de l'entourage qui pourrait s'étonner de votre nouvelle façon de vous comporter. Cette peur peut être un frein important pour avancer.
De nombreuses habitudes sont mises en place par les autres. Comme ils s'attendent à ce que nous nous conduisions comme d'habitude, nous le faisons. Ce type de fonctionnement ne doit pas vous empêcher d'expérimenter de nouvelles attitudes. Pourquoi ne pas mettre vos relations dans votre poche ? Parlez du programme autour de vous et dites ce que vous en attendez. Dites-leur que c'est la meilleure chance de parvenir à vos objectifs. Il est probable que votre entourage vous soutiendra quand vous aurez expliqué les enjeux du programme. Et peut-être que vous ferez des adeptes ! Vous irez plus vite si vous suivez le programme à plusieurs.
Pour récapituler :

- ***Chaque jour, choisissez une personne et une situation différente et comportez-vous différemment.***
- ***Évaluez votre flexibilité tous les mois en vous notant.***

Missions mensuelles avec les « outils guetteurs d'habitudes »

La chose la plus importante à faire chaque mois pour rester mince est de mener une guerre contre la routine. Les mauvaises habitudes sont perfides, elles reviennent à la charge dès que l'on baisse la garde. Si vous avez suivi à la lettre le programme en 28 jours, vous avez déjà accompli un bon travail dans ce sens, mais vous devez rester vigilant car vous ne pourrez jamais éliminer toutes vos habitudes, d'autant que bon nombre d'entre elles sont utiles et nécessaires. Le but est de vous assurer qu'elles ne contrôlent pas votre vie. Alors, dès que vous vous apercevez que

les anciens mécanismes sont en train de se remettre en place, cassez la routine !
Quand elles sont récentes, les habitudes sont plus faciles à perdre que lorsqu'elles sont installées depuis longtemps. Plus vous les laissez s'implanter, plus elles seront coriaces ! Pour vous aider dans la chasse aux mauvaises habitudes, nous vous proposons d'utiliser, chaque mois, le « guetteur d'habitudes » (voir p. 219).
C'est un outil très pratique qui vous rendra de grands services. Utilisez-le chaque mois, cela ne prend pas longtemps. Demander à quelqu'un de votre entourage de vous aider à détecter vos mauvaises habitudes est aussi une bonne idée, car on se voit mal soi-même. C'est pourquoi nous avons prévu un « guetteur d'habitudes » à l'usage de votre partenaire ou d'un(e) ami(e).

En chasse contre les mauvaises habitudes

Avant de vous intéresser à vous, nous vous proposons de faire un petit jeu : vous allez essayer de détecter quelles sont les habitudes de votre entourage. C'est beaucoup plus facile que de commencer par soi et c'est très amusant. Vous allez certainement découvrir que ceux qui vous entourent ont des réflexes, des manies, des habitudes dont ils ne sont absolument pas conscients et le lien entre le nombre d'habitudes et le poids vous apparaîtra de façon évidente : plus on est soumis à la routine, plus on est gros.
Cette phase d'observation de votre entourage est une étape indispensable dans le processus de changement, vous pouvez la recommencer autant que vous le souhaitez.

On peut classer les habitudes en sept catégories :

- **Les idées reçues** sont des préjugés, des idées toutes faites comme « il a les cheveux longs et un piercing au nez, il est bizarre ». Ces habitudes de pensée révèlent un esprit étriqué.
- **Les vieilles rancunes** sont des automatismes, des attitudes qu'on adopte sans réfléchir parce qu'on a toujours fait comme

cela. En vouloir à quelqu'un alors qu'on ne sait plus pourquoi, tout comme les erreurs du passé que l'on reproduit entrent dans cette catégorie. C'est comme l'histoire de cette femme qui n'adressait plus la parole à une voisine parce que celle-ci avait acheté le même sac qu'elle vingt-cinq ans auparavant.

- **Les attitudes stéréotypées** : être toujours en conflit ou au contraire être toujours passif, mépriser ou admirer les autres systématiquement, tout cela est peut-être devenu automatique. Si vous harcelez toujours votre entourage et que celui-ci ne réagit pas dans le sens que vous souhaitez, il vaut mieux changer de comportement et « faire quelque chose de différent ».
- **Les comportements rigides** conduisent à résoudre les problèmes toujours de la même façon. Faire ce que l'on a à faire au dernier moment, se débarrasser de son travail sur les autres, constituent des stratégies de fonctionnement qui entrent dans cette catégorie.
- **L'ego surdimensionné** : il s'agit des habitudes relatives au pouvoir, au statut et au territoire. C'est, par exemple, le patron qui demande que l'on s'adresse à lui en employant ses titres, ou celui qui veut que ses noms et fonctions soient inscrits sur la porte de son bureau, ou ceux qui s'enorgueillissent d'avoir une place de parking à leur nom. Si vous avez l'habitude de faire la démonstration de votre pouvoir, de marquer votre territoire, il est temps de prendre un peu de recul et de « faire quelque chose de différent ».
- **Les sautes d'humeur**, tics de langage, irritabilité, énervement, sont des défauts que nous remarquons vite chez les autres mais pas chez nous. Un bon moyen de lutter contre ce genre de comportement est de se filmer ou de s'enregistrer. C'est en général assez radical pour avoir envie de changer !
- **L'absence de perspective** : c'est le manque de recul, l'absence de vision globale qui fait que l'on se focalise sur les détails sans envisager les choses dans leur ensemble. Ce type de comportement peut finir par engendrer des peurs irrationnelles, comme la certitude que tout le monde vous regarde alors que ce n'est pas le cas.

Objectif : repérer les mauvaises habitudes des autres

Comme nous sommes des êtres d'habitudes, il est probable que les membres de votre entourage ont des habitudes qui entrent dans au moins une de ces catégories.

Reportez ci-dessous les habitudes de votre entourage :

Les idées reçues

Qui est votre cobaye ? ....

Qu'avez-vous remarqué ? ....

....

Les vieilles rancunes

Qui est votre cobaye ? ....

Qu'avez-vous remarqué ? ....

....

Les attitudes stéréotypées

Qui est votre cobaye ? ....

Qu'avez-vous remarqué ? ....

....

Les comportements rigides

Qui est votre cobaye ? ....

Qu'avez-vous remarqué ? ....

....

L'ego surdimensionné

Qui est votre cobaye ? ....

Qu'avez-vous remarqué ? ....

....

Les sautes d'humeur

Qui est votre cobaye ? ....

Qu'avez-vous remarqué ? ....

....

L'absence de perspective

Qui est votre cobaye ? ....

Qu'avez-vous remarqué ? ....

....

N'oubliez pas que cette étape est indispensable. Pour repérer vos propres habitudes, vous devez d'abord observer celles de ceux qui vous entourent.

Vous devez faire ce travail une fois au moins. Vous pouvez le refaire ensuite aussi souvent que vous le souhaitez.

Objectif : repérer vos mauvaises habitudes

Maintenant que vous vous êtes amusé à chercher les mauvaises habitudes de votre entourage, il est temps de passer aux choses sérieuses : les vôtres. Certaines sont évidentes et vous les connaissez, alors n'attendez plus, débarrassez-vous-en ! D'autres sont inconscientes et installées depuis longtemps. C'est pour les débusquer que nous avons mis au point le « guetteur d'habitudes » (voir p. 219).

Soyez honnête avec vous-même en répondant au questionnaire car si vous ne les regardez pas en face, vous ne pourrez pas vous y attaquer efficacement. Si vous faites appel à votre entourage, cela pourra vous aider. Les amis, la famille, les collègues vous côtoient depuis des années, ils vous connaissent bien, leur regard peut être très utile. Nous vous suggérons de remplir le premier questionnaire tout seul puis de demander à quelqu'un qui vous connaît bien de remplir le second. Cette personne doit aussi faire preuve d'honnêteté car c'est pour votre bien !

« Le guetteur d'habitudes »
Comment vous voyez-vous, vous-même ?

Vous arrive-t-il de :	Toujours	Souvent	Parfois	Jamais
Écouter les autres avec empathie et compréhension ?				
Faire quelque chose de mauvais pour vous ?				
Changer de place à table ?				
Parler sans réfléchir ?				
Vous lancer dans un domaine où vous n'êtes pas très bon ?				
Vous asseoir à la même place pour regarder la télé ?				
Apprendre quelque chose de nouveau ?				
Garder le même style vestimentaire ?				
Essayer un nouveau restaurant ?				
Faire changer les autres d'avis ?				
Proposer des expériences nouvelles ?				
Dire que la vie est ennuyeuse ?				

Réfléchir avant de parler ?				
Manger la même chose au petit déjeuner ?				
Chercher des nouveaux défis ?				
Répéter la même opinion ?				
Lire de nouveaux journaux ?				
Regarder la même émission ?				
Étonner votre entourage ?				
Faire vos courses au même endroit ?				
Passer facilement l'éponge ?				
Passer vos vacances au même endroit ?				
Vous faire de nouveaux amis ?				
Faire la même chose, le jour, le soir et les week-ends ?				
Rencontrer des gens dynamiques ?				

« Le guetteur d'habitudes »
Comment êtes-vous perçu par votre entourage ?

Lui arrive-t-il de :	Toujours	Souvent	Parfois	Jamais
Écouter les autres avec empathie et compréhension ?				
Faire quelque chose de mauvais pour lui/elle ?				
Changer de place à table ?				
Parler sans réfléchir ?				
Se lancer dans un domaine où il/elle n'est pas très bon ?				
S'asseoir à la même place pour regarder la télé ?				
Apprendre quelque chose de nouveau ?				
Changer de style vestimentaire ?				
Essayer un nouveau restaurant ?				
Faire changer les autres d'avis ?				
Proposer des expériences nouvelles ?				
Dire que la vie est ennuyeuse ?				

Réfléchir avant de parler ?				
Manger la même chose au petit déjeuner ?				
Chercher des nouveaux défis ?				
Répéter la même opinion ?				
Lire de nouveaux journaux ?				
Regarder la même émission ?				
Étonner son entourage ?				
Faire ses courses au même endroit ?				
Passer facilement l'éponge ?				
Passer ses vacances au même endroit ?				
Se faire de nouveaux amis ?				
Faire la même chose, le jour, le soir et les week-ends ?				
Rencontrer des gens dynamiques ?				

Comment vous voyez-vous, vous-même ?

C'est très simple, vous avez constaté qu'une ligne sur deux est sur un fond gris.
Les questions sur fond gris soulignent les habitudes positives.
Les autres questions soulignent les habitudes négatives.

Notez chacune de vos réponses négatives :
0 pour « Jamais »
1 pour « Parfois »
2 pour « Souvent »
3 pour « Toujours »

Additionnez vos scores, vous obtenez un résultat entre 0 et 36.
Votre score d'habitudes négatives est de : ....

Notez chacune de vos réponses positives :
3 pour « Jamais »
2 pour « Parfois »
1 pour « Souvent »
0 pour « Toujours »

Additionnez vos scores, vous obtenez un résultat entre 0 et 39.
Votre score d'habitudes positives est de : ....

Ajoutez maintenant les deux scores et reportez le résultat ici : ....

Résultats
Plus votre score est élevé, plus vous êtes un être d'habitudes :

- ***Entre 0 et 25***

C'est bien ! Vous n'avez pas beaucoup d'habitudes négatives et celles que vous avez sont de bonnes habitudes. Nous sommes heureux que le *Régime sans régime* vous ait aidé à parvenir à un tel résultat. Nous vous conseillons de continuer à utiliser les outils (hebdomadaires et mensuels) que nous vous avons donnés pour casser les habitudes. Nous pensons que votre perte de poids sera plus élevée que la moyenne.

- ***Entre 26 et 50***

Vous êtes à la limite et vous devez vous surveiller. Vous avez trop de mauvaises habitudes et pas assez de bonnes. Si vous voulez maigrir, il est temps d'agir. En suivant les principes du *Régime sans régime* pour vous mettre sur la voie du changement et pour perdre du poids.

- ***Entre 51 et 75***

Vous êtes une machine à habitudes. Il faut agir et vite ! Si vous avez suivi nos conseils attentivement, nous sommes étonnés que votre score soit encore si élevé. Est-ce que, par hasard, vous n'auriez pas commencé par la fin ? Ce n'est pas grave, vous avez voulu aller trop vite car vous êtes pressé ! C'est un point positif pour vous, cela signifie que vous êtes motivé et que le programme « Faire quelque chose de différent » vous sera très utile ! Mais dans le cas où vous avez suivi le programme depuis le début, de la Phase 1 à la Phase 4, nous vous recommandons de le reprendre. Votre perte de poids ne doit pas être très significative puisque le nombre de kilos perdus est en relation directe avec le fait de rompre avec ses habitudes. En refaisant le programme, vous vous redonnez de nouvelles chances et surtout, n'oubliez pas, ce n'est pas un échec car vous avez découvert quelque chose de très profond en vous. Vous allez maintenant utiliser ce que vous venez de découvrir et, cette fois, vous serez étonné de voir combien vous allez maigrir !

Comment êtes-vous perçu par votre entourage ?

C'est la même chose : vous avez constaté qu'une ligne sur deux est sur fond gris.

Les questions sur fond gris soulignent les habitudes positives.
Les autres questions soulignent les habitudes négatives.

Notez chacune des réponses négatives :
0 pour « Jamais »
1 pour « Parfois »
2 pour « Souvent »
3 pour « Toujours »

Additionnez les scores, vous obtenez un résultat entre 0 et 36.
Votre score d'habitudes négatives est de : ....

Notez chacune des réponses positives :
3 pour « Jamais »
2 pour « Parfois »
1 pour « Souvent »
0 pour « Toujours »

Additionnez les scores, vous obtenez un résultat entre 0 et 39.
Votre score d'habitudes positives, selon votre entourage, est de : ....

Ajoutez maintenant les deux scores et reportez le résultat ici : ....

Comparaison des résultats

Il y a sans doute une différence entre les deux résultats, cela dépend en grande partie de la façon dont vous vous voyez vous-même.
Reportez-vous aux pages précédentes pour savoir dans quelle catégorie vous vous situez. Cela vous permettra de voir comment les autres vous perçoivent, et dans quels domaines concentrer votre énergie pour changer. N'oubliez pas que, avant de changer, il faut bien se connaître. Par exemple, si vous avez noté que vous regardez toujours les mêmes programmes à la télévision, que

vous lisez les mêmes journaux, que vous dînez tous les soirs à la même place à table et que vous partez toujours en vacances au même endroit, savez-vous ce qu'il vous reste à faire ?

Les progrès qui restent à accomplir...

Faites maintenant la liste des mauvaises habitudes que ces questionnaires viennent de mettre en évidence. Prenez le temps de réfléchir à la façon dont vous pouvez casser ces habitudes et les différentes étapes par lesquelles vous allez passer pour y parvenir.
Souvenez-vous que l'objectif est de vous faire sortir de votre petit confort pour maigrir.

Pour chacune des habitudes dont vous voulez vous séparer, répondez aux questions suivantes, cela vous aidera :

1. Est-ce que cette habitude est innée ?

Suis-je né avec elle ? Beaucoup de personnes pensent qu'elles sont telles qu'elles sont à cause de la génétique, de leur éducation ou parce que c'est leur caractère. C'est faux dans la plupart des cas. Les recherches scientifiques montrent que nous sommes capables de nous comporter très différemment de ce comportement « naturel ». C'est une question de choix.

2. Est-ce que cette habitude fait partie intégrante de ma personnalité ?

Vous avez sans doute développé un style personnel mais cela ne veut pas dire que ce style ou ce caractère vous dictent toujours la meilleure réponse dans toutes les situations. Votre personnalité n'est pas quelque chose qui est définitivement figé pour la vie, au contraire, c'est quelque chose qui évolue, vous permet de grandir et d'explorer de nouveaux territoires pour profiter de la vie. Souvenez-vous que l'on peut toujours changer en mieux !

3. Est-ce que cette habitude est acquise ?

Vous avez sans doute appris ce geste autrefois, et il est devenu un réflexe qui vous empêche d'aller plus loin. Il est temps de le désapprendre car il est néfaste pour vous.

4. Est-ce que vous avez copié cette habitude sur quelqu'un de votre entourage ?
Attention, ce qui peut parfois convenir à certains ne marche pas pour tout le monde !

5. Êtes-vous très attaché à cette habitude ?
Avec le temps, vous êtes passé champion dans l'art de faire toujours pareil dans tel ou tel domaine. Un véritable expert ! Cela ne signifie pourtant pas que cette habitude est bonne ou que c'est la meilleure solution pour résoudre tel problème.

6. En général, estimez-vous que cette habitude est bonne pour vous ?
Il arrive que certaines habitudes soient utiles, mais beaucoup ne le sont pas. Posez-vous la question pour toutes vos habitudes et faites le bon choix.

7. Pensez-vous que cette habitude vous sera utile dans le futur ?
Ce n'est pas parce que cette habitude a eu sa raison d'être autrefois qu'elle sera forcément bonne plus tard. Vous ne devez pas constituer un catalogue de « bonnes vieilles habitudes au cas où » ! Soyez très vigilant pour ne pas vous engourdir !

8. Quels avantages allez-vous récolter en cassant cette habitude ?
Il y a toujours un bénéfice quand on rompt avec une habitude. Si vous ne vous réévaluez pas souvent, vous risquez de voir des habitudes s'installer à votre insu.

9. Voulez-vous changer vos habitudes et, si non, pourquoi ?
Il faut avoir de très bonnes raisons pour refuser de rompre une habitude. Si c'est votre choix, vérifiez que vos arguments sont vraiment sincères et que vous ne répondez pas cela uniquement parce que c'est plus simple.

10. Comment allez-vous vous y prendre pour rompre avec cette habitude ?

C'est facile, il suffit de suivre le programme « Faire quelque chose de différent » !

... après mûre réflexion

Examinez une nouvelle fois les scores obtenus en faisant le « briseur d'habitudes » (voir p. 211), et entourez une date le mois prochain sur votre agenda pour refaire le questionnaire. Et tant que vous y êtes, notez de refaire le questionnaire « guetteur d'habitudes » (voir p. 219).

Quelles nouvelles habitudes avez-vous notées et comment allez-vous faire pour les casser ? ....

....

....

....

....

Quelles nouvelles habitudes votre entourage a-t-il notées et comment allez-vous procéder pour vous en défaire ? ....

....

....

....

....

Résumé

• Vous allez continuer à maigrir d'environ 1 kg par semaine jusqu'à votre poids idéal. Vous y arriverez parce que vous avez adopté la mentalité des personnes minces.
• Si vous laissez vos mauvaises habitudes revenir, vous risquez de regrossir.
• La Phase 5 a pour objectif de renforcer le garde-fou contre les mauvaises habitudes pour perdre du poids. C'est un catalogue d'outils qui vous aideront à atteindre votre but. Certains peuvent être utilisés tous les jours, d'autres, tous les mois.
• Si, pour une raison ou pour une autre, vous ne pouvez pas utiliser ces outils pendant quelque temps, ce n'est pas grave, mais ne baissez pas la garde car les mauvaises habitudes reviennent vite.
• Tenez un calendrier ou un agenda pour vous souvenir des exercices, quiz et questionnaires que vous devez faire pour vous aider à ne pas remettre en place les mauvaises habitudes.

CHAPITRE XI

« Faire quelque chose de différent », pour toujours

> « Si on ne lui résiste pas, l'habitude devient une nécessité. »
>
> SAINT AUGUSTIN

Vous avez compris pourquoi nous sommes si enthousiastes et si positifs à propos de notre programme. Nous nous comparons, avec humour, à des évangélistes ou des missionnaires car nous prêchons non seulement une nouvelle façon de maigrir, mais aussi un moyen d'aider les gens à changer radicalement leurs vies pour qu'elles deviennent meilleures. Le programme « Faire quelque chose de différent » ouvre de nouvelles perspectives pour ceux qui veulent explorer leurs possibilités et améliorer leur façon de vivre.

Une façon de vivre

En démarrant le programme, votre objectif était sans nul doute de perdre du poids, et c'est ce qui s'est passé. Mais si vous réfléchissez un peu, ce n'est pas le seul bénéfice que vous avez tiré de ces quelques semaines. Car le *Régime sans régime* n'est pas seulement une méthode révolutionnaire pour perdre du poids, c'est aussi et surtout une façon de vivre.

Les personnes qui ont suivi le programme sont plus heureuses, ont des relations plus harmonieuses avec les autres et ont davantage de succès qu'avant de commencer. C'est tout à fait normal car c'est une question de bon sens. Plus vous êtes « adaptable » et ouvert d'esprit, plus vite vous réagissez aux nouvelles situations qui s'offrent à vous et plus vous profitez de nouvelles opportunités. Cela se traduit par des gains personnels, professionnels et financiers. C'est ce que nous appelons le cercle vertueux.

Aujourd'hui, vous avez perdu bon nombre de kilos et, si vous restez vigilant pour ne pas retomber dans des comportements routiniers, vous allez continuer à maigrir. Ne laissez pas les anciennes habitudes revenir, continuez à penser, à agir et à vous comporter différemment et vous atteindrez progressivement votre poids idéal qui se maintiendra toute votre vie. C'est ainsi que les personnes minces demeurent minces. Il n'y a aucune raison pour que vous n'y arriviez pas vous-même, les minces ne sont pas différents de vous, ils n'ont pas un métabolisme particulier, leurs gènes ne sont pas meilleurs que les vôtres. Les minces sont minces simplement parce qu'ils sont mentalement flexibles et qu'ils ne sont pas englués dans une routine quelconque. N'oubliez jamais cela.

Le secret de la minceur, c'est que chaque jour soit différent de la veille. Il ne s'agit pas de faire des changements révolutionnaires mais de simples petites modifications, en somme, d'être flexible. Levez la tête de temps en temps de votre travail pour voir le monde autour de vous, changez la disposition des meubles à l'occasion, achetez un nouveau magazine, changez de place à table ou dans le bus, écoutez de nouvelles chansons, une nouvelle radio, les rêves de vos enfants... Quel que soit le programme de votre journée, demandez-vous comment vous pouvez l'accomplir différemment de d'habitude. Subtilement, jour après jour, votre caractère va changer.

Nous espérons que le *Régime sans régime* vous a plu, si c'est le cas, parlez-en autour de vous. Vous aussi vous pouvez aider les autres à abandonner les régimes Yo-Yo et à perdre du poids.

Avec le temps, eux aussi vont comprendre que c'est beaucoup plus agréable de profiter de la vie que de passer son temps à se priver !
Et si vous vous posez la moindre question sur quoi que ce soit, faites différemment de ce que vous feriez !

ANNEXE

Réponses aux questions les plus fréquentes

Votre programme est très différent de tous les régimes que j'ai faits, et je les ai tous essayés. Comment peut-on maigrir en chantant dans son bain ou en éteignant la télé ?
De prime abord, cela peut paraître étrange en effet mais, en progressant dans la découverte de notre programme, vous trouverez le *Régime sans régime* de plus en plus clair. Relisez les chapitres 2 et 4 (voir pp. 25 à 37 et 55 à 67) et vous comprendrez que plus vous casserez vos anciennes habitudes, plus vous maigrirez.

Je souffre d'un surpoids très important. Puis-je faire le programme ?
Oui ! C'est un programme très sain qui s'adresse à tous, il n'est fondé ni sur la nourriture ni sur des sports particuliers.

Doit-on suivre le programme chronologiquement ?
Les différentes phases du *Régime sans régime* ont été construites de sorte que vous rompiez progressivement avec vos anciennes habitudes. Vous devez donc suivre le programme en commençant par la Phase 1 et en finissant par la Phase 4. En revanche, à l'intérieur de chaque phase, vous pouvez modifier l'ordre des étapes. Par exemple, il vous sera peut-être difficile de réaliser telle étape le jour où elle est prévue, alors plutôt que d'interrompre

le programme, il vaut mieux permuter avec une autre mission de la même phase, prévue initialement un jour plus tard. Cela dit, réfléchissez bien aux raisons qui vous poussent à modifier le programme. Est-ce que ce sont de bonnes raisons ou de faux prétextes ?

Si je laisse mes mauvaises habitudes reprendre le contrôle un jour, dois-je tout recommencer à zéro ?
Non, si vous ratez un jour, reprenez le lendemain où vous vous étiez arrêté.

Aucune des missions ne m'inspire et je n'ai aucune idée de rechange, que faire ?
Demandez conseil à votre entourage, votre famille ou vos amis peuvent vous donner de bonnes idées. Sinon, pensez à ce que vous vous apprêtez à faire et demandez-vous comment le faire autrement. Vous pouvez prendre du recul pour observer le quotidien ou, au contraire, prendre en compte un détail en particulier. C'est un bon moyen pour voir les choses sous un angle nouveau et envisager des modifications.

Il y a des jours où je manque de motivation, est-ce que cela veut dire que je vais échouer ?
C'est normal, on n'est pas toujours plein d'allant ! Ce qui est essentiel, c'est que vous ne perdiez pas de vue qu'avec ce programme, il n'y a pas d'échec. Certains ont simplement besoin de plus de temps que d'autres pour y arriver. Si vous êtes dans ce cas, prenez plus de temps par étape, il n'y a aucune urgence, chaque changement dans votre vie de tous les jours vous fera perdre du poids. En suivant votre propre rythme, vous allez retrouver votre enthousiasme, vous vous sentirez plus en confiance et, à ce moment, vous avancerez plus vite.

Dois-je faire attention à mon alimentation en même temps ?

Il est évident que vous ne maigrirez que si vous ne consommez que ce que vous brûlez. En suivant le *Régime sans régime*, vous mangerez plus sainement et vous aurez une vie plus active. Le *Régime sans régime* vous aidera à casser les habitudes qui vous ont freiné jusqu'ici. Vous allez être surpris du résultat.

Dois-je faire des exercices physiques tout en suivant le programme ?

Avoir une activité physique est évidemment une bonne chose pour la santé. Si des exercices spécifiques ne sont pas au programme, vous allez, par la force des choses, avoir une vie plus active et donc adopter une nouvelle façon de vivre plus tonique.

J'ai perdu quelques kilos, mais mon poids semble stagner, que dois-je faire ?

Nous sommes tous différents. Chacun diffère de son voisin, certains perdent du poids rapidement, d'autres ont besoin de plus de temps. Le *Régime sans régime* est un programme qui marche sur le long terme, mais si vous êtes tenté de jeter l'éponge et d'abandonner parce que vous avez l'impression que vous ne maigrissez pas comme vous le voudriez, prenez le temps de réfléchir. Nos études ont porté sur 1 000 patients, ils ont perdu en moyenne entre 500 g et 1 kg par semaine. Mais, comme toutes les moyennes, cela signifie que certains ont perdu plus que d'autres, il y en a qui ont perdu beaucoup de kilos et d'autres qui n'ont perdu que 1,5 kg par mois. Quoi qu'il en soit, si vous évaluez cette perte de poids sur six mois, cela fait beaucoup !
Cela fait des années que vous faites des régimes Yo-Yo alors, même si vous n'avez perdu que quelques kilos durant les premiers 28 jours du programme, vous êtes enfin sorti du cercle vicieux !

Cela fait deux semaines que je n'ai pas perdu un gramme. Si j'avais suivi un régime traditionnel, j'aurais beaucoup plus perdu à ce jour ! Pourquoi dois-je continuer ?

Vous auriez sans doute perdu plus en suivant un régime draconien. Mais cela aurait duré combien de temps ? Et combien auriez-vous repris à la fin ? 95 % de ceux qui ont suivi un régime alimentaire avaient tout repris un an plus tard.

Avec le *Régime sans régime*, la perte de poids est durable.

Par ailleurs, les régimes alimentaires fondés sur la privation et l'interdiction de tels ou tels aliments sont mauvais pour la santé, physique et mentale. Si vous remettre au régime vous tente, relisez d'abord le chapitre 3 (voir pp. 39 à 53).

Si vous êtes de ceux ou de celles qui ont une faible perte de poids, rappelez-vous que ce programme est fondé sur la rupture avec la routine : plus vous cassez d'habitudes, plus vous maigrissez. Donc, si vous perdez peu de kilos, changez davantage de choses dans votre vie. En choisissant vos différentes missions, êtes-vous sûr que vous n'avez pas choisi les plus faciles, les plus confortables ? Voilà peut-être l'explication. Il en va pour le *Régime sans régime* comme pour bien d'autres choses dans la vie : on en retire ce que l'on y apporte soi-même. Et, quoi qu'il en soit, c'est plus facile que de compter ses calories ou de peser ce que l'on mange ou de se priver de tel ou tel aliment.

Rappelez-vous qu'il n'est pas possible d'échouer en suivant ce programme, que vos progrès peuvent être lents, mais qu'après tout, une perte de poids progressive est une perte de poids saine.

Mes amis veulent suivre aussi le programme. Peut-on le faire à plusieurs ?

C'est vraiment très agréable de suivre le programme entre amis, vous pouvez échanger vos impressions, partager vos expériences, vous aider mutuellement et faire vos missions ensemble.

Est-ce que ma fille de 13 ans peut suivre le programme ?

Le *Régime sans régime* lui fera certainement plus de bien qu'un régime alimentaire. Et si elle est attirée par les régimes traditionnels, conseillez-lui de lire le chapitre 3 qui met en lumière tous les problèmes et les échecs des régimes (voir pp. 39 à 53).
Nous vous mettons aussi en garde contre le fait d'entretenir les craintes de votre fille concernant son poids. Si elle ne souffre pas de surpoids, rassurez-la plutôt ; si elle n'a que quelques kilos en trop, encouragez-la à être plus flexible, aidez-la à ne pas devenir un être d'habitudes sans lui faire suivre le *Régime sans régime* à la lettre. Elle profitera ainsi des bénéfices du programme sans être obsédée par son poids ni par les kilos à perdre. Si elle a beaucoup à perdre, ce sera plus facile pour elle que pour un adulte. Les jeunes sont naturellement plus flexibles, ils sont moins que nous attachés à leurs habitudes. Pour l'aider, vous pourriez décider de l'accompagner en faisant le programme avec elle.

Je suis quelqu'un de naturellement inquiet à l'idée de faire tous ces changements dans ma vie, je suis stressé par avance. Est-ce que c'est normal ?

Bien sûr que c'est naturel d'avoir peur de changer et de sortir de son petit confort ! Après tout, le propre du confort, c'est d'être confortable. Mais d'après les études que nous avons menées auprès de nos patients, le *Régime sans régime* réduit l'anxiété et la peur, rend plus détendu et plus heureux. C'est l'un des effets secondaires du programme, et entre nous, c'est mieux que les tiraillements d'estomac et l'obsession de la nourriture.
Si vous avez peur de changer des choses dans votre vie, commencez doucement par votre vie privée puis passez à la vie professionnelle. Mettez les changements en place graduellement. Si vous ne voulez pas le crier sur les toits, c'est votre droit et

personne n'a besoin de savoir que vous êtes en train de changer profondément.

Je pars en vacances et ce sera difficile de suivre le programme. Puis-je l'interrompre et le reprendre à mon retour ?

Les vacances sont justement la période idéale pour faire les choses autrement ! C'est le moment de faire le point sur votre vie de tous les jours et de pointer les habitudes dont vous voulez vous débarrasser. Veillez aussi à ne pas remplacer les habitudes quotidiennes par les habitudes des vacances, comme manger la même chose, ou aller dans les mêmes restaurants. Faites de ces vacances quelque chose de vraiment nouveau.

J'ai peur que les missions que je dois faire dans le *Régime sans régime* ne plaisent pas à mon entourage. Que dois-je faire ?

De nombreux patients, quand ils commencent le programme, ont peur que leur entourage réagisse mal devant leurs changements. C'est un frein important. Il est vrai que, parfois, nos habitudes sont mises en place et maintenues par l'entourage qui attend de nous que nous nous comportions toujours de la même manière. Cela ne doit pas vous empêcher de progresser et de changer. Essayez de mettre votre entourage de votre côté, parlez-lui du programme, expliquez-lui que c'est l'occasion pour vous de réaliser vos projets. Quand votre entourage aura compris que grâce au programme vous allez maigrir, être plus heureux, plus détendu et en meilleure santé, non seulement on vous encouragera mais certains voudront peut-être le suivre avec vous !

C'est du reste une très bonne idée car, à plusieurs, on réussit mieux que tout seul.

Mes convictions religieuses sont très importantes pour moi. Puis-je suivre quand même le *Régime sans régime* ?

Absolument. Nous ne vous suggérons en aucun cas de penser ou d'agir à l'encontre de vos croyances, pas plus que nous ne vous recommandons de vous faire du mal ou d'en faire à autrui. Nos patients ont tous pu suivre le programme sans compromettre à aucun moment leurs principes religieux.

Certaines des idées développées dans le *Régime sans régime* sont assez difficiles à comprendre. Est-ce moi qui ne suis pas assez intelligent ?

Pas du tout puisque vous avez fait la démarche d'acheter ce livre, c'est que vous êtes suffisamment intelligent ! Mais soyons sérieux, nous avons essayé de simplifier au maximum des théories psychologiques assez complexes. Si nous n'y sommes pas parvenus, nous en sommes désolés. Il est important, en effet, que vous compreniez le processus scientifique qui sous-tend le *Régime sans régime* afin de perdre du poids. À de nombreuses reprises dans ce livre, nous avons expliqué la théorie du « Faire différemment », vous devez la comprendre pour suivre le programme. Toutefois, si les termes que nous employons vous paraissent obscurs, vous pouvez vous référer au Glossaire (voir p. 245).

Les gens autour de moi disent que je suis mince alors que je me vois comme quelqu'un de gros. Puis-je tout de même suivre le programme ?

Si votre indice de masse corporelle se situe entre 18,5 et 25, vous avez déjà votre poids de forme. Vous pouvez le calculer sur Internet, demander à votre médecin de le faire pour vous ou le faire vous-même car c'est assez facile : il suffit de diviser votre poids en kilogrammes par votre hauteur en mètres carrés (c'est-à-dire votre taille multipliée par elle-même).

Les personnes qui ont suivi de nombreux régimes peuvent avoir une image déformée d'elles-mêmes et se voir plus grosses qu'elles ne le sont, c'est pourquoi ce calcul est un bon outil pour mettre les choses à leur place. Quant à ceux ou celles qui souffrent de désordre alimentaire, nous leur conseillons de consulter un médecin.

Cela dit, on ne peut que constater que la société grossit et que le poids dit « normal » augmente doucement avec les années. Quelqu'un que l'on aurait qualifié de grassouillet il y a trente ans est considéré aujourd'hui comme ayant un poids normal.

C'est pourquoi nous vous conseillons de vous reporter à la définition médicale de ce qui est considéré comme « normal » : un indice de masse corporelle se situant entre 18,5 et 25.

L'un des aspects les plus positifs du *Régime sans régime* est que l'on atteint son poids idéal de façon très naturelle. Ainsi, si vous souffrez d'un réel surpoids, vous perdrez vos kilos excédentaires, et si vous y êtes presque, vous allez y arriver et maintenir votre poids.

Comment rester motivé après la fin du programme ?

A priori, toute personne qui a suivi attentivement les 28 jours de programme est tellement motivée qu'elle continue d'elle-même à traquer et rompre avec ses mauvaises habitudes.

Mais si vous sentez que votre enthousiasme commence à s'affaiblir, reprenez la Phase 5 et aidez-vous des différents outils « guetteurs et briseurs d'habitudes ». Vous pouvez également reprendre quelques-uns des exercices suggérés dans les Phases 1 à 4. Refaites les missions hebdomadaires recommandées dans les Phases 1 et 3, et cette fois choisissez celles que vous avez évitées la première fois, et souvenez-vous que la clé pour maigrir est de faire les choses différemment, tout le temps !

J'arrive à la fin du *Régime sans régime*. Je fais quoi, maintenant ?

Ce n'est pas parce que vous avez fini le livre que vous en avez fini avec « Faire quelque chose de différent ». Au contraire, nous souhaitons que cela devienne pour vous une façon de vivre, une hygiène de vie que vous suivrez toujours. De cette façon, les kilos ne reviendront pas vous ennuyer.
Appliquez les principes du *Régime sans régime* dans votre vie, en vrai, pas en rêve !

Vous êtes sûr que je vais continuer à maigrir après avoir terminé le programme ?

Oui !

Glossaire

Agir en fonction des autres : se comporter comme on l'attend de vous.
Attentiste : attend que les événements se présentent pour y réagir.
Audacieux : prend des risques, agit sans tenir compte des conséquences.
Avoir confiance en soi : défendre ses droits ou demander ce que l'on veut.
Calme-Relaxé : paisible et non stressé. Ne ressent pas de tension.
Catégorique : sûr de soi, a des certitudes.
Collectif : prend en compte le point de vue du groupe, est d'accord avec le groupe.
Confiant : croit ce qu'on lui dit.
Conscient : fait la différence entre le bien et le mal et choisit de faire le bien.
Conventionnel : traditionnel, formel, a un comportement dans la norme.
Discret : modéré, doux.
Douter de soi : ne pas se mettre en avant ni demander ce que l'on veut.
Énergique-Dynamique : enthousiaste, motivé.
Entreprenant : anticipe les événements et agit sans hésiter.
Équilibré : s'assure que chaque aspect de sa vie reçoit autant

d'attention. Le bénéfice retiré est exactement proportionnel à l'effort fait.
Éteint : manque d'énergie.
Extraverti : sociable, ouvert à la communication.
Flexible : ouvert au changement, enthousiaste et capable d'adaptation.
Imprévisible : agit de façon soudaine et inattendue.
Indépendant : fait ce qu'il a envie de faire et pas comme les autres le veulent.
Individualiste : personnel.
Intelligence émotionnelle : identifier des émotions, chez soi-même et chez les autres, et savoir les utiliser positivement.
Intelligence sociale : contribuer de façon positive et désintéressée à la vie en société.
Intrépide : agit sans crainte ni peur, fait face de la même façon aux situations habituelles qu'à l'inconnu.
Introverti : replié sur soi-même, a des difficultés pour communiquer.
Méfiant : fait difficilement confiance aux autres, prudent, circonspect.
Méthodique : ordonné, organisé.
Non conventionnel : différent, revendique son particularisme.
Ouverture d'esprit : degré auquel un individu est à l'écoute et en relation avec son univers intérieur et le monde qui l'entoure.
Prévisible : reproduit un comportement habituel dans le même type de situations.
Prudent : ne fait pas confiance aveuglément, est conscient des risques.
Résolu : très concerné, sait ce qu'il veut.
Responsabilité personnelle : implication personnelle. Degré auquel une personne accepte la responsabilité de ses actes et de ses paroles.
Rigide : résolu, déterminé, sûr de soi.

Spontané : agit sous l'inspiration du moment.
Tolérant : sans *a priori*, ouvert aux nouveautés et aux opinions différentes.
Vivant : plein de vie, animé, pétillant.

mon régime SANS régime

NOTES

NOTES

NOTES

mon régime SANS régime

NOTES

NOTES

Conception graphique : Stéphanie Le Bihan

Composition : IGS-Charonte
Impression : Imprimerie Floch, mars 2007

Éditions Albin Michel
22 rue Huyghens, 75014 Paris
www.albinmichel.fr

ISBN : 978-2-226-16945-7
N° d'édition : 25010
N° d'impression : 67884
Dépôt légal : avril 2007
Imprimé en France